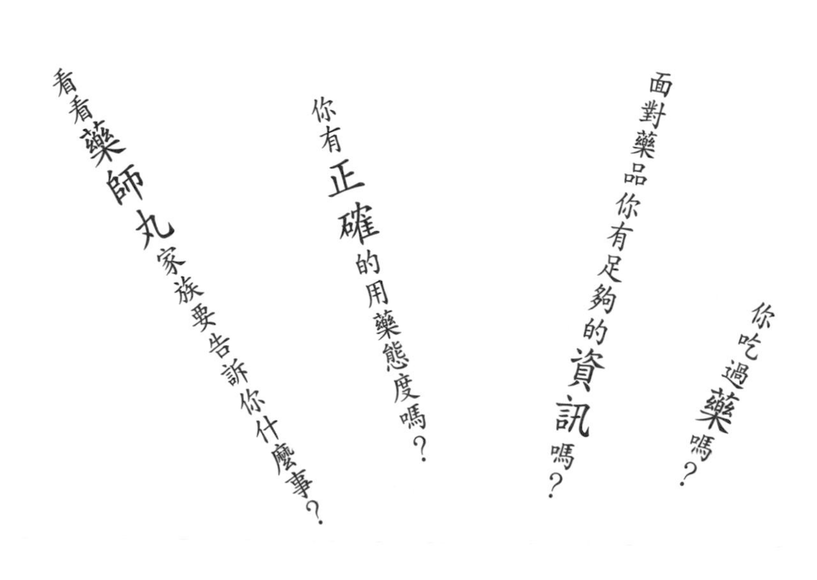
你吃過藥嗎？
面對藥品你有足夠的資訊嗎？
你有正確的用藥態度嗎？
看看藥師丸家族要告訴你什麼事？

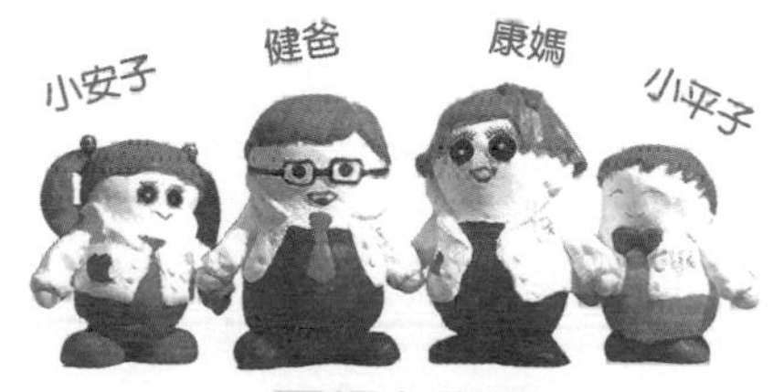
小安子
健爸
康媽
小平子

藥師丸家族

藥健康♥真好丸

推薦序1

藥師？無感的存在

「藥師，何許人也？」誠如劉宇琦藥師所言，在醫療團隊中藥師一向是隱身幕後默默爲全民健康奉獻心力，低調無聲的一群人。因此在一般民眾的印象中，藥師一直是種「無感的存在」！

就任理事長之初，本人即提出「五福臨門計畫」作爲施政目標：

一福：提升藥師形象

二福：訂定慢性病處方箋釋出成長率

三福：落實藥事照護普遍實施

四福：調高藥事服務費

五福：爭取專案計畫，由地方公會落實執行

其中的第一點正是爲了扭轉此一情勢，讓藥師的存在由「無感」轉爲「有感與好感」。

本人擔任藥師公會全國聯合會理事長一職之後，深刻感受到台灣藥師處境之艱難，面臨著一次次無止境的藥價調降、藥事服務費過於微薄、中藥調劑、ＩＣ卡上傳、處方藥轉類爲乙類成藥、醫院評鑑標準、慢箋釋出率過低、醫師兼藥師者可自行調劑……等諸多困境。但縱使環境如此艱困，全國藥師並未因此懷憂喪志，依然堅守崗位爲民眾的健康而努力，期望台灣的民眾也能給藥師們溫暖的鼓勵。

劉宇琦藥師是一名優秀的社區藥師，對於用藥安全宣導工作幾乎無役不與，今榮獲「白象文化公益教育出書獎」，正是提升藥師形象之最佳典範，契合本人所提之理念，欣慰之餘亦樂爲之序。

中華民國藥師公會全國聯合會　理事長

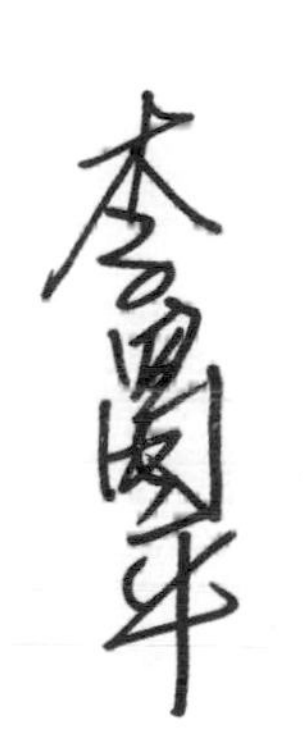

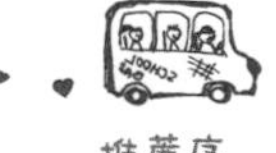

推薦序2

真好玩的要健康知識

社區藥局藥師是在地鄉親的好鄰居，民眾與藥師零距離接觸，藥師貼心提供社區民眾相關用藥安全、醫學常識、衛生問題……等等諮詢。故而知悉攸關健康的專業知識議題，確是民眾迫切需要而又最感匱乏的。

劉宇琦藥師身兼《藥師週刊》記者之職務，長期關注用藥安全及公共衛生等議題，亦時常於《藥師週刊》與各大報刊提出見解，文章擲地有聲，對於藥物濫用防制宣導及用藥安全知識之推廣活動亦不遺餘力。

「健康事」難免有艱澀難理解之處，今劉宇琦藥師累積十數載服務鄉里與宣導演講之親身經驗，將生硬的醫藥常識以虛擬詼諧、「眞好玩」有趣之談話式敘述，引導讀者在看故事的輕鬆心情之下，獲取「藥健康」的知識，而不至於有看書、聽說教的壓力，達到寓教於樂的目的，實乃醫藥知識宣導上之創舉。

詼諧好玩之餘，文末再述之以「藥師的叮嚀」，以嚴肅的態度導正健康觀念做爲每一主題結尾，總結藥師所要傳達的資訊，讓讀者易讀易懂而受益。

劉宇琦藥師是藥師週刊社的優秀夥伴，欣聞其大作榮獲白象文化所舉辦之「第二屆公益教育出書獎」並且即將付梓，身爲社長亦感無限欣慰，乃樂爲之序！

藥師週刊社　社長

推薦序3

出書導正公眾用藥觀念

劉宇琦藥師爲台中縣藥師公會理事，素來關心會務，對於用藥安全及公共衛生事務尤爲用心。

劉理事亦爲本會優秀之宣導講師，對政府及公會舉辦之各項宣導活動莫不戮力配合，其生動平易之宣導方式普獲各單位好評，歷年來在反毒宣導、校園兩性教育宣導、用藥安全宣導、社區大學公共衛生講座等健康資訊傳播工作著力甚深且績效卓著。

台中縣藥師公會向來以促進縣民健康爲職志，對於政府衛生部門推動之政策亦皆鼓勵會員勉力配合，推動各項宣導更是不遺餘力，數年來公會皆編列預算協助宣導工作之進行。

藥師透過演講直接向民眾宣導，有立即而直接之效果，但終究屬於小眾傳播，每場宣導演講多則百人，少則數十人，相當費時費力而成果不易擴散，今劉理事將宣導工作深而廣之，進一步著書立說，書中內容並兩度改編成舞台劇在衛生局記者會活動中演出，此書

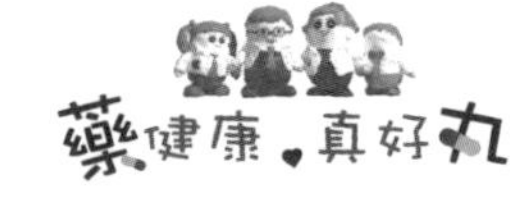

必能使用藥安全、健康資訊之傳播、錯誤觀念之導正更有效率，影響更加長久而深遠！

欣聞劉理事榮獲白象文化「公益教育出書獎」，實至而名歸，亦是本會長期致力健康促進工作之具體成效，樂薦數言以爲序！

台中縣藥師公會　理事長

蔡嘉玲

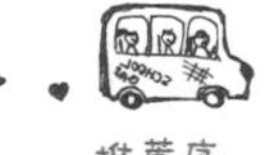

推薦序4

關心社區用藥

「藥師走出專業，關心社區用藥」，宇琦藥師實踐不同的人生價值；約七年前，行政院衛生署藥政處王珀惠處長，爲落實社區用藥安全宣導以及結合全國社區大學，用藥安全在社大，讓用藥安全課程紮根在社區，開啓社區藥師走入社區關心民眾用藥情形，宇琦藥師就是衛生局推薦的第一批優秀社大講師。

因爲參加在廈門的「第一屆兩岸醫藥品管理研討會」，抽空於飛機上一口氣看完這本獲得公益教育出書獎的《藥健康　眞好丸》，他應用故事形態把用藥安全、衛生觀念、醫學新知，用活潑有趣的方式讓讀者印象深刻，如同做一道好料理讓人頰齒留香，同時每篇故事後面的「藥師叮嚀」，有如社區智慧型媽媽，發揮在地價值。

雖然台灣醫藥分業雙軌制，有些藥局無處方調劑，政府的努力無法達到藥界期待，也許我們做的不夠好但會繼續努力，更希望能「秉持著原則，不爭立場的信念」，提供建設性意見；如果每位藥師學習宇琦藥師的人生價值觀，關心社區民眾用藥安全，不斷提升藥師能見度，相信不久的將來，我們大臺中藥師是人民最受依賴及最具親和力的行業。

台中市政府衛生局　食品藥物管理科長

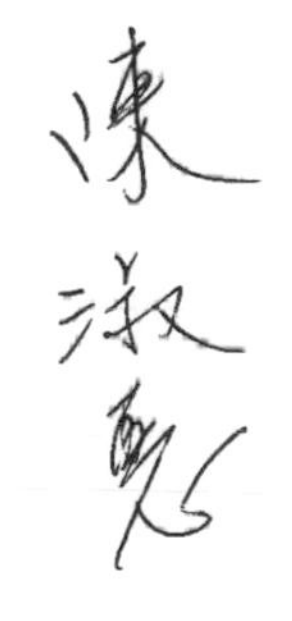

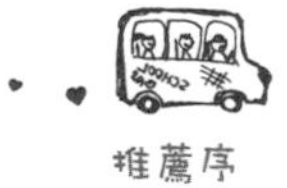

推薦序5

用藥不當真要命

藥師除了提供病人藥品之外，更須肩負起讓民眾能正確用藥的使命，中國醫藥大學附設醫院「正確用藥教育資源中心」，與衛生署食品藥物管理局及財團法人醫院評鑑暨醫療品質策進會共同宣導民眾正確用藥五大核心能力。

能力一（看專業）：看病時須清楚表達自己的身體狀況

能力二（問專業）：領到藥品時需看清楚藥品標示

能力三（用專業）：服用藥品時應清楚用藥方法、時間

能力四（買專業）：做自己身體的主人，不接受醫療院所或社區藥局以外所推薦的藥品

能力五（聽專業）：與醫師、藥師做朋友，生病找醫師，用藥找藥師

正確用藥教育資源中心結合在地化藥事資源（如社區藥局），提供多元化之藥事照護服務，加強民眾對於正確用藥的認知，並將用藥知識向下紮根於國、高中及小學的宣導，

以營造更優質的用藥環境。

為了向民眾宣導正確用藥的知識，中國醫藥大學附設醫院藥劑部藥師與社區藥局藥師合作，共同為病人提供最好的用藥服務而努力，而社區藥局藥師於社區扮演民眾用藥安全把關最有力的一道防線，宇琦藥師為資深社區藥局藥師，也是「正確用藥教育資源中心」培訓的第一批種子講師，他將執業與宣導時所蒐集到的問題整理並改編成生活化的故事，輕鬆而趣味的傳遞出正確用藥的觀念，將枯燥的宣導昇華與結晶，期望民眾在讀完這本書後可以具備正確用藥之說清楚、對明白、用正確、愛自己、交朋友的能力。

感謝及恭喜宇琦藥師榮獲「白象文化公益教育出書獎」，出版《藥健康　真好丸》一書，此實為藥師界無上的榮耀，這個獎除了為其個人的榮耀之外，更有助於正確用藥觀念的推廣，因此，我毫無保留的向大家強力推薦這本趣味而實用的好書，更期望藉由這本書可以將正確用藥的觀念更為普及的推廣給民眾。

中國醫藥大學附設醫院藥劑部主任

謝右文

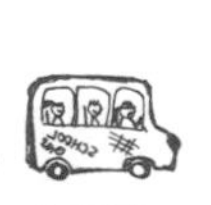

審閱感言

自三年前與劉宇琦藥師於行政院衛生署中區正確用藥教育資源中心的培訓課程認識開始，對於像他這樣於社區角落默默付出的優秀社區藥局藥師感到敬佩，劉藥師與民眾的關係並非一朝一夕所建立，從他撰寫的這本《藥健康　眞好丸》可見一斑。

三年前劉藥師和我到他藥局所在地——「潭子鄉」（現在潭子區），也就是我家鄉，進行正確用藥觀念的宣導。當天有很多認識我的阿姨、鄉親及我的小學同學都來參加活動，他們一致認爲劉藥師用親切及有趣的故事所介紹的正確用藥觀念，讓他們印象深刻，所得到的資訊也很管用，讓當時身爲中心主持人的我不但有回饋鄉里的光榮，更爲家鄉有這樣用心及專業的藥師而歡喜！

這幾年來，陸續於《藥師週刊》及一些管道看到劉藥師爲正確用藥及公共衛生之付出，心想有機會一定要親自拜訪，沒想到劉藥師拿著撰寫的《藥健康　眞好丸》手稿親自到學校辦公室邀請我審稿。我雖然一口氣答應了他的邀請，卻也擔心我的種種事務及學校的責任會連累他出書的進度，總是將他的手稿帶在身邊，有空就看。除了請與我在中國附醫進行健保局「醫院以病人爲中心門診整合照護試辦計劃」專案臨床藥師于怡文一起參與審稿，也讓幾位藥學系的專題生包括吳麗玲、蔡惠婷等學生一起閱讀初稿給與意見，希望這些學生能以劉藥師爲模範，未來也有機會能爲正確用藥推廣而努力。

我們這群人，在審稿時發現到劉藥師的親切感，尤其有很多篇以台語的對話呈現，其對台語不太溜的于藥師及藥學系學生是一大挑戰。我本人及于藥師雖然都具有台大臨床藥學研究所的本科訓練及醫院臨床藥事照護經驗，卻僅能幫他指出現行實證及治療學的最新知識及內容有出入的地方，其他一般社區民眾與醫院藥局藥師接觸時所不曾碰到的問題，我們反而是從劉藥師的文稿中學習到。

在這本書準備出刊之時，劉藥師正在參與藥師公會全聯會的藥事居家照護藥師培訓課程，第二階段實務訓練恰巧是由于藥師帶著劉藥師熟悉本院醫院門診整合照護多種用藥病人之用藥合理性及治療議題之評估。我和于藥師都有同感，劉藥師所寫的每一篇故事將來都能用在高診次民眾的藥事照護上。這代表著醫院藥師與社區藥局藥師密切合作的開始，未來在正確用藥的宣導將更有效益，也讓藥師在民眾用藥把關及用藥安全維護上更趨於盡善盡美。

在此，要提醒的是**書中內容為一般知識，切勿斷章取義；個別狀況仍建議由專業人員評估後作建議**，我也鼓勵其他藥師，像劉藥師一樣將您正確用藥宣導的經驗及民眾的故事

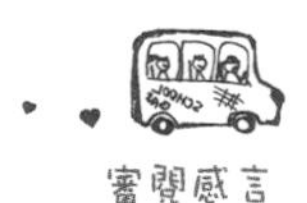

以活潑的方式繼續宣導，讓藥師與民眾之間更加親近，並一起為台灣民眾正確用藥盡一分心力。

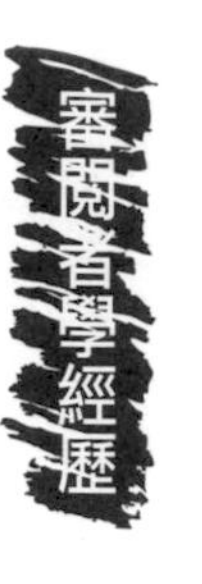

審閱者學經歷

林香汶

學歷：

2003~2008 美國伊利諾大學芝加哥分校藥學院藥學管理研究所博士班
1997~1998 台大藥研所醫院藥學組畢業
1991~1996 私立中國醫藥學院日間部藥學系畢業
1988~1991 省立台中女中畢業

經歷：

2008~至今 中國醫藥大學藥學系助理教授
2008~至今 中國醫藥大學附設醫院藥劑部督導藥師
2008~2009 行政院衛生署補助辦理正確用藥教育與成果擴散計畫中區正確用藥資源中心主持人

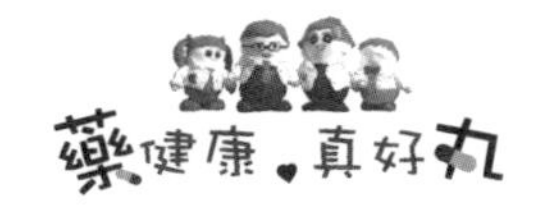

2002~2003 景康藥學基金會承接衛生署藥政處『社區教育推廣藥學教育之規劃與籌備』研究員

2000~2002 中國醫藥學院附設醫院 藥劑部藥物諮詢組組長

2001~2002 中國醫藥學院藥學系兼任講師

1999~2000 台大藥學系臨床藥學專業研修員暨藥劑部內科加護病房臨床藥師

1999.2~5 美國伊利諾大學芝加哥分校醫學中心加護病房臨床藥師訓練

1998年 衛生署委託台大醫院--哮喘病患教育計畫--研究助理

1997年 衛生署委託中國藥學會；台大藥學系藥學教育改革計畫研究助理

1999~2000年 台大藥學研究所醫院藥學組臨床實習指導藥師

1998~2000年 實踐大學「營養與藥物」授課講師

1997~1998年 台大藥學系藥劑實驗、調劑實習小組病例討論助教

教學經歷：

2003~2008 美國伊利諾大學芝加哥分校藥學院助教

2005~2008 美國伊利諾大學芝加哥分校藥學院研究助理

1998 台大藥學系調劑實習小組病例討論助教

1997 台大藥學系藥劑實驗助教

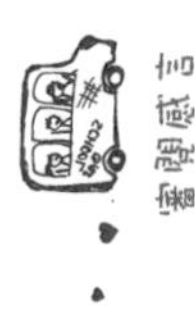

自序

藥師？何許人也？

當你看完病、步出醫院，印象中除了醫師、護士幫你服務過，還記得哪些醫療人員也在你的就醫過程中貢獻出心力？「藥師」這兩個字可曾輕輕掠過你的腦海？

「藥師」在一般人的認知裡可能僅僅是——那個穿著白色制服、埋首藥堆裡包藥的人！如果回想對藥師的印象，你腦海中浮現的極有可能是一張沒有五官的空白臉孔！這是事實，不是搞KUSO！

每年有數百名藥師從醫學院中畢業，一位藥師的養成需要耗去國家社會無數的資源，難道整個社會花費這麼龐大資源培育出來的藥事專業人員，其價值就僅只於「包藥」嗎？當然不是，但是因爲種種因素，臺灣的藥師顯然沒有完全發揮其職業價值；相對來說，臺灣的民眾也未充分利用藥師這門專業所該帶給他們的好處，這對藥師與民眾，甚至整個社會來說都是一種損失！

在台灣，談及藥師的價值與功能，焦點往往淹沒於「醫藥分業」、「調劑權」、「單軌制：雙軌制」的角力聲中！醫藥之爭也讓民眾如霧裡看花，甚至感覺自己原本該是醫、藥共同呵護的受惠患者，卻淪爲被醫、藥競相爭食的俎上魚肉！

制度的訂定與修正需要各方的協調折衝，作爲一名小小開業藥師自然不敢試圖以蚍蜉之力搖撼巨樹！但是我相信：發蚍蜉之心、行蚍蜉之力、亦能得蚍蜉之功！身爲開業藥師本該在社區深耕！

社區藥局的藥師可說是最貼近民眾的醫療人員：民眾從醫院、診所裡拿回來卻忘記該怎麼吃的藥！——拿到藥局問藥師；大醫院領回來一袋袋的藥，老人不方便服用！——拿到藥局請藥師分包；菜市場逛到頭發暈！——到藥局請藥師量看看血壓是否太高；親戚從國外送的維他命不曉得還能不能吃？——拿到藥局請藥師檢查；吃綠豆湯能不能抗SARS？——到藥局問藥師；N95口罩要怎麼戴？——到藥局問藥師；哪家醫院風評比較好？——到藥局問藥師；哪位醫師開骨刺最厲害？——還是到藥局問藥師！社區藥局和民眾的關係可謂密不可分。

筆者開業迄今已逾十年，接觸到社區裡形形色色的客人，也經常參與用藥安全宣導活動，並曾於社區大學講授相關課程，深刻感受到一般民眾的醫藥常識嚴重匱乏，甚至因爲廣告媒體的刻意誤導、遊牧藥商的鼓吹、地下電台的思想改造……產生許多似是而非、但民眾卻奉爲圭臬的謬論！面對錯誤訊息充斥的環境，身爲一名藥師實在有深沉的無力感，

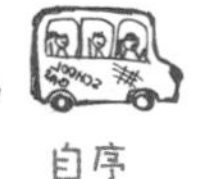

有時甚至感到汗顏！這些情緒無處抒發，於是落筆爲文，幾年下來也累積不少篇章！

向民眾宣導的事項，通常不是高深的學問或者艱澀的專業知識，很多都只是些淺顯但卻影響重大的觀念。

此書以單元故事的內容呈現，藉由虛擬的「藥師丸」家族周遭所發生的事件來探討生活中有關用藥安全、醫藥常識、衛生觀念等議題。

書中討論的主題大多是實際發生過的案例，部分是筆者親身經歷，也有藥師同仁轉述的經驗，更多的是曾見諸報端的消息！這些故事每天就在你我周遭上演，也許你不知不覺、也許你不以爲意，但是很不幸的，許多故事最後都以悲劇收場！

爲了避免內容過於嚴肅，故事儘量以詼諧的方式呈現，並且適當地補上相關的圖表，期望一般讀者在輕鬆的閱讀氣氛下也能有所收穫！

筆者所學有限，書中內容倘有失當，萬望各界先進不吝指正，是所至禱！

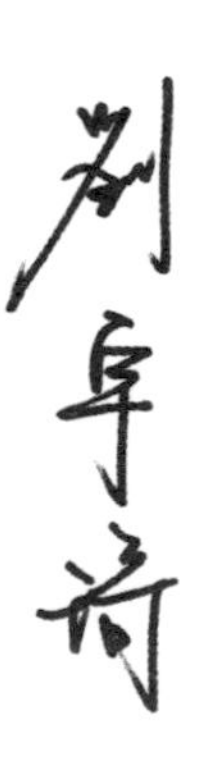

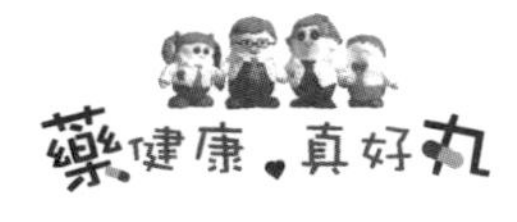

目錄

contents

1.「脖子」的菜市場**奇遇記**⋯22
2.睜不開的那隻「**眼**」⋯28
3.候診室的**圈套**⋯32
4.半**仙**‧假**仙**‧騙**仙**⋯36
5.吃素「**藥**」怎麼辦?⋯39
6.好東西與好朋友分享「**藥**」**不得**⋯44
7.免費試用**小心有詐**⋯48
8.**毒**⋯生命中的黑洞⋯52
9.別讓電視機替您**開藥單**⋯57
10.**隆乳膏**風波⋯61
11.**泡泡龍**傳奇⋯64
12.**紅字**迷思⋯69
13.**驚魂**一日遊⋯74
14.**氣力**與**窟窿**⋯77

15. 祖傳祕方·**阿婆牌**藥膏……81
16. 神奇**宇宙光**……85
17. 高血壓，**藥不藥？**……89
18. 仙丹？毒藥？**類固醇！**……94
19. 「**慘**」品發表會……98
20. **唬唬**生風……102
21. 寒夜客來「**藥**」**當茶**……106
22. 猜猜看，「**藥**」**不得**……110
23. 「**脖子**」的醫藥箱……115
24. 魚油、魚肝油，兩者**大不同**……120
25. **痛風藥**怎麼吃？……124
26. 結石！「**鈣**」毋好?!……129
27. 領個藥！這麼**麻煩**！醫藥分業為哪樁？……137
28. 枕頭山下的**牧羊人**……142
29. **維他命**，需要嗎？……147
30. 廢棄**藥品須回收**·愛護環境勿亂丟……153
31. 顧名思義「**藥**」不得……157
32. 飄洋過海——**瞎拼去！**……160
33. 鐵「**喉**」子傳奇……167
34. **藥品說明書**該怎麼讀？……171

清楚表達自己的身體狀況

看病時先瞭解身體狀況，並向醫師說清楚下列事項：

1. 哪裡不舒服，何時開始。過敏史，及特殊飲食習慣。疾病史、家族性遺傳疾病。
2. 目前使用的中、西藥或保健食品。
3. 是否需要開車或從事操作機械等需要專注力的工作。
4. 女性須告知是否懷孕、正準備懷孕或正在哺餵母乳

用藥五要原則

看、問、用、買、聽專業

不隨意聽信非專業醫療人員薦之神奇療效藥品，不購買不吃來路不明之藥品，不推薦藥品給其他人。

領藥時看清楚藥品標示且需確認

姓名、藥品用法、藥品適應症、藥品名稱或外觀、注意事項、副作用或警語、使用天數、藥品保存期限與方法

生病時

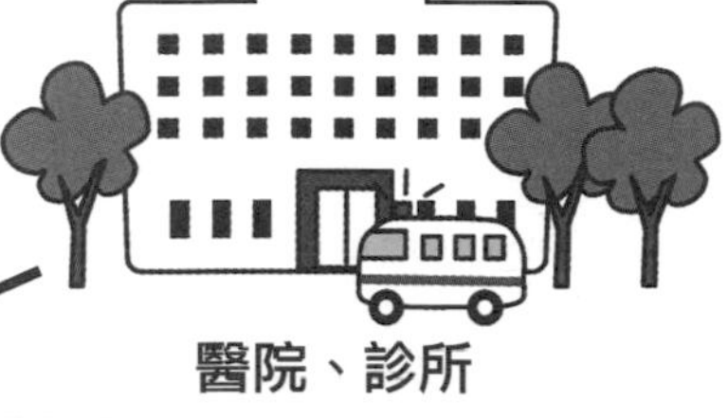

醫院、診所

持處方箋藥局領藥

藥局

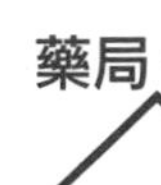

痊癒

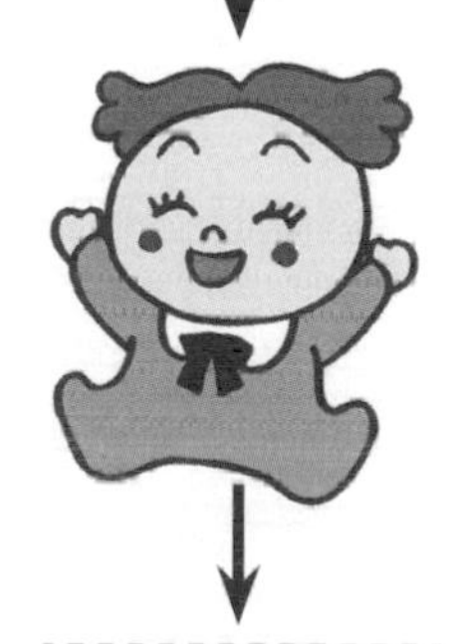

廢棄藥物處理

正確就醫、用藥及廢棄藥物處理流程圖

1. 在醫師及藥師等專業人員指導及建議下使用藥品、健康食品及營養品
2. 藥品及健康食品需檢查包裝上是否有衛生署核准之許可證字號

生病找醫師，用藥找藥師

保留藥袋及醫師、藥師諮詢電話有疑問時方便聯繫。

中國醫藥大學附設醫院正確用藥教育資源中心　關心您

資料來源：衛生署正確用藥互動數位資訊學習網、中華民國藥師公會全國聯合會

財團法人醫院評鑑暨醫療品質策進會

處理家中過期藥品簡單6步驟

步驟一：將剩餘的藥水倒入夾鏈袋

步驟二：將藥水罐用水沖一下。沖過藥水罐的水也倒入夾鏈袋中。

步驟三：將剩餘的藥丸從包裝(如鋁箔包裝、藥袋等)中取出，全部藥丸集中在夾鏈袋裡。

步驟四：把泡過的茶葉、咖啡渣或用過的擦手紙等，把它們和藥水藥丸混合在一起。

步驟五：將夾鏈袋密封起來，將可以隨一般垃圾清除。

步驟六：乾淨的藥袋和藥水罐回收。

「脖子」的菜市場奇遇記

「藥師丸脖子」是藥師丸健爸的堂姐，今年四十出頭歲，自稱資深美少女，據「脖子」自己說：她與日本資深偶像美女——藥師丸博子，八輩子前是同一個曾祖父！因此，她自認與博子共同繼承了家族的美麗血統!?

只不過這個觀點除了她自己，到目前爲止並沒有第二個人表示認同！

這一天，「脖子」到菜市場買菜，逛到一家賣洋裝的攤子前被一套套美麗的洋裝吸引了目光！老闆娘的鷹眼銳利，一見機不可失馬上從「脖子」雙瞳之間定出座標、以此二點做成一個等腰銳角三角形求第三點。雖然國中時數學或生物課聽過的什麼「三腳寒樹」連樹葉長什麼樣子都不知道！但她還是很快的找到答案！

老闆娘隨即鼓起如簧之舌、施展出「迷湯大法」：哎呀！小姐，您眞有眼光！這一套是意大利設計師的作品，這是明年最新流行的趨勢，你看這質料、這剪裁……穿在您模特兒般的身材上，搭配您高貴的氣質！這！這！這！簡直是爲您量身裁製的嘛！

老闆娘一出手，凡人無法擋！一時之間天昏地暗日月無光！有一聯爲證「天昏地暗，

往來行人忙走避；日月無光，左右鄰舍急縮頭！」

只見「脖子」中招之後嘴角上揚、表情陶醉，心想：海內存知己，天涯若比鄰！多少年來，終於！終於有人能慧眼識出我「脖子」傳承自藥師丸家族的美麗血統！一時之間頗有士為知己者死的衝動！

禁不住老闆娘的慫恿，「脖子」開始一套套試穿起來了，只是，以她大號模特兒的身材，需要相當的功力才能將身體塞進那些美麗的洋裝。

當然「脖子」也不是省油的燈，她最終還是排除萬難一一試穿完畢，而且每套都博得老闆娘的好評！此時「脖子」恨不得自己能生就三頭六臂，以便帶走所有試穿過的衣服！

最後，經過一番天人交戰，她「只」帶走三套洋裝！

臨走之前老闆娘神祕兮兮的從袋子裡拿出一瓶紅紅綠綠的藥丸，一手拉著「脖子」小聲的說：這是進口雕塑身材的聖品，保證能讓您那模特兒般的身材變成魔鬼身材！現在只剩下最後一組，我是覺得跟您的「錢」！喔！不是！是跟您的「緣」很深，特別拿出來分享！算您個結緣價，一個月份五千就好！

「脖子」一方面感於老闆娘的知遇之恩，一方面又怕錯失「最後一組」的良機，馬上阿莎力的掏出五千大洋！

「脖子」三步併作兩步的趕回家，在鏡子前又一套接一套的試穿了一輪！面對鏡中的

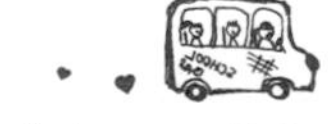

自己感到非常滿意！雖然還是得要十分吃力才能著裝完畢，不過她心想：沒關係，還好當機立斷買了最後一組的塑身聖品，到時候我的魔鬼身材搭配這些美麗的衣服，就眞的是天衣無縫了！

晚餐後，「脖子」的老公坐在客廳看新聞，卻硬是被拉到房間出席她的獻寶大會！

「脖子」一套換過一套，忙著問：怎麼樣？怎麼樣？好不好看？

不料她老公只冷冷的撂下一句「像快被灌爆的香腸！」爲這場獻寶大會做了一個簡單扼要的講評！然後就急著想走回客廳去看新聞！

「脖子」心想：狗嘴裡吐不出象牙！這個臭男人眞是瞎了眼睛，辱沒了我這國色天香！

她隨手拿起一旁的聖品晃了晃大呼：下個月你就知道！

這一呼倒是引起他的注意，回頭看見「脖子」手上的東西，便問：妳拿的是什麼？

「脖子」把早上菜市場奇遇記眉飛色舞的描述了一次！然後得意的說：老闆娘說一個月可以瘦好幾公斤耶！

老公聽完不悅的說：瘦妳個大頭鬼！剛剛新聞上說不法減肥藥問題一大堆，還差點吃死人，妳沒聽到嗎？馬上給我拿去丟掉！

眞是一語驚醒夢中人！就像聽到晴天霹靂般，「脖子」嚇出一身冷汗！

等到回神之後她想了一下，如果要丟掉，實在捨不得那五千大洋！不丟掉又怕萬一吃了之後香消玉殞，一命嗚呼豈不倒楣!?就在「脖子」再度陷入天人交戰之際，忽然想起她三叔公的二嬸婆的外曾孫夫婦倆——藥師丸健爸、藥師丸康媽都是藥師，在附近開了一家藥局，於是決定明天把聖品拿去請他們鑑定一下！

隔天一早，「脖子」安頓好一些日常瑣事後就帶著聖品直奔健爸、康媽的藥局。進到藥局時，健爸和康媽正忙著，於是「脖子」先在旁邊逗他倆的一雙兒女——小平子、小安子玩。

等健爸和康媽送走患者，「脖子」又和他們無關痛癢的寒暄了幾句之後便拿出聖品表明來意：幫我鑑定一下這是什麼藥？

健爸接過來看，一整罐花花綠綠的藥丸，上面既沒有成分說明也沒有藥廠資料，更不用說衛生單位的核准字號了，健爸和康媽端詳了半天，縱使他倆飽讀藥書，也在醫院服務多年，算得上閱藥無數，但還是只能面面相覷，最後達成一個共識「莫宰羊」！

健爸問「脖子」藥從哪裡來的？「脖子」便把昨天早上的菜市場奇遇記又倒帶重播了一次！

健爸聽完之後說：最近衛生單位常常查獲號稱東南亞進口的減肥藥，市面上很普遍，菜市場、服飾店甚至專櫃小姐都在推銷，但它的後遺症最多，它並不是合法減肥藥，而是

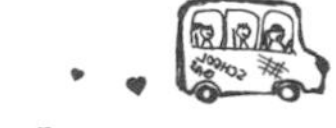

甲狀腺素製劑和利尿劑，它利用甲狀腺素製劑提高人體代謝速率，再用利尿劑排出體內的水分和電解質，這樣雖能減輕體重，但有嚴重的副作用，常常造成電解質流失、脫水和心悸等症狀，而且很容易又會復胖！

除此之外，坊間有些不法減肥藥甚至會添加芬他命、安非他命等禁藥，可能引起心悸、失眠、心律不整及嚴重高血壓、成癮、躁鬱症、心血管瓣膜受損，進而引起心衰竭等嚴重副作用，甚至死亡！

「脖子」被健爸講的那一大堆副作用嚇都嚇暈了，連說了好幾句下次不敢了！並麻煩健爸幫她把聖品丟到藥品回收箱，準備快快而回！

健爸忙著再叮嚀她：幾年前菜市場還有一種減肥菜，在台灣和日本不少女性吃了之後罹患阻塞性支氣管炎，導致最後不少人需換肺，甚至有多人死亡！所以要非常小心，不要道聽途說輕易嘗試，以免破財又傷身！

只見「脖子」點頭如搗蒜，心想：今天才知道，原來生活中處處有危機，尤其是藥物這麼專業的問題，還是應該多多請教藥師，千萬不能拿自己的生命作試驗，免得遺憾終生！

2007/11/23

藥師的叮嚀：

減肥幾乎已經成為一種全民運動！

但是，除了「瘦下來」，似乎還有更值得注意的事。減肥的路上有無數陷阱，不可不慎！千萬不要誤用來路不明的減肥產品，以免傷財傷身！

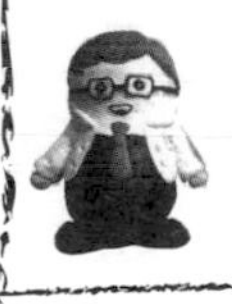

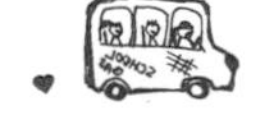

睜不開的那隻「眼」

又到了幼稚園放學的時間，康媽如往常一樣到學校接小平子和小安子下課。

車上，兩個小朋友爭先恐後嘰嘰喳喳的向康媽報告這一整天在學校裡發生的大小事，左一聲：媽咪，今天某某小朋友不乖……、右一聲：媽咪，今天我的老師說……！吵得康媽耳膜都快破了！

忽然，小平子問了一個無厘頭的問題：媽咪！小華的肚子如果爆炸了他會怎麼樣？

康媽好奇的問：小華的肚子為什麼會爆炸呢？

小平子：因為小華的屁屁被黏起來了呀！那他肚子裡的便便愈來愈多愈來愈多，肚子愈來愈大，最後就會像氣球一樣爆炸了呀！

小平子還搭配「碰！」的音效和誇張的肢體動作，讓一旁的妹妹嚇得縮成一團！

康媽一時也搞不清楚小平子的童言童語，不過她知道應該有些事情不對勁！

回家安頓好兩個小孩之後，康媽撥了通電話給小華媽媽，向她問到小平子在車上提的問題，小華媽媽這才將事情的經過告訴康媽。

小華的媽媽是個職業婦女，平常早出晚歸，所以小華、小芬兩兄妹的上下學接送，以及晚餐前的課後時間都由爺爺奶奶負責照顧。

小華和一般兒童沒兩樣，有挑食的壞習慣，老愛吃炸雞、漢堡，爺爺奶奶又疼愛，拗不過他使性子，因此小華的課後點心經常是炸雞腿、炸雞翅，每次他一邊啃雞腿就一邊露出小乳牙和凶惡的表情說自己是「暴龍」，還說暴龍最厲害！可以打敗小平子的「空椎魚龍」！逗得爺爺笑呵呵：對！對！對！我們家小華最厲害！小華還會更正爺爺：我是暴龍啦！爺爺你要說暴龍最厲害才對啦！

到了晚餐時間大家就頭痛了，吃得少不說，碗裡只要有一片菜葉，小華也非得要奶奶幫他挑出來！

飲食失當，加上住在公寓裡運動量不足，便祕的問題一直困擾著小華！他的排便狀況一直是家裡的大事！每次只要排完便，小華總會大肆炫耀一番，跑遍每個房間奔相走告這則「喜訊」！每個進家門的人也會在第一時間獲報這個消息！就只差沒有到大樓管理室廣播而已！

爺爺奶奶爲了鼓勵小華蹲廁所，也常常以「今天有沒有嗯嗯？」當成獎勵門檻！甚至有時犯錯挨罵，小華還會搬出「可是我今天有嗯嗯啊！」來當免死金牌！

有幾次小華因爲肚子痛掛急診，醫師檢查後還照了X光，說是腸子裡積了滿滿的大

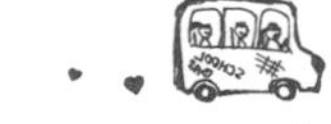

便！每次醫師都只開兩顆浣腸球就打發小華回家，兩三次過後家人也就習以爲常了，只要小華幾天不排便又喊肚子痛就用個浣腸球通一通，等大便排乾淨也就沒事了。

昨天小華又鬧肚子痛了，奶奶按照標準作業程序從雜物櫃裡摸出浣腸球，熟門熟路的準備幫小華灌腸，只是奶奶覺得怪：浣腸球哪時候換了牌子，瓶子硬梆梆的，難用死了！自言自語還沒完就聽到小華哇！哇！哇！嚎啕大哭了起來！奶奶嚇得趕緊叫爺爺將小華送到醫院！

急診室的醫師幫小華檢查後發現他的肛門被某種東西黏住了，奶奶說那是浣腸液，醫師覺得不太可能，要求奶奶回家把剩餘的浣腸球帶到醫院。

當醫師看到奶奶所謂的「浣腸球」時簡直不敢相信，奶奶嘴巴說是浣腸球，手上拿的卻是一瓶「罐裝三秒膠」！

奶奶這才想起那瓶東西不是慣常用的浣腸球，而是前幾天小華的爸爸買回來幫小華修理玩具的大容量三秒膠！這麼強的化學物質用在脆弱的黏膜上，難怪小華哭得聲嘶力竭！

遇上這種棘手案例讓急診室醫師格外小心！施用外力直接撐開勢必會造成更大傷害！因此只好採取保守方式，在小華肛門口塗抹潤滑劑與麻醉藥膏，等待黏膜本身慢慢剝落之後再進一步檢查。

還好事情平安落幕，只是小華皮肉受痛、奶奶也自責不已！

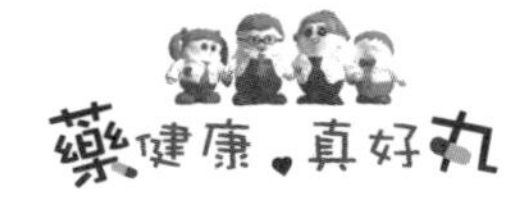

小華媽媽謝謝康媽的關心，最後康媽在電話中提醒她：家中的藥物應該獨立存放，不要與其他物品混淆，最好將內服與外用藥再分別以不同箱盒貯存，家中長輩因辨識能力較差，可以挑選不同顏色的盒子作爲區隔，並在外盒加以註明！以降低誤用的機率！

掛上電話，小平子在一旁問：怎麼樣！小華的肚子會爆炸嗎？

康媽說：沒事，過兩天小華就會回學校上課了！

小平子：YA！那我一定要帶我的空椎魚龍去和他的暴龍決鬥！

2008/3/18

藥師的叮嚀：

藥品應與其他物品分開存放，內服與外用藥品也要有所區隔，以免誤用發生危險！

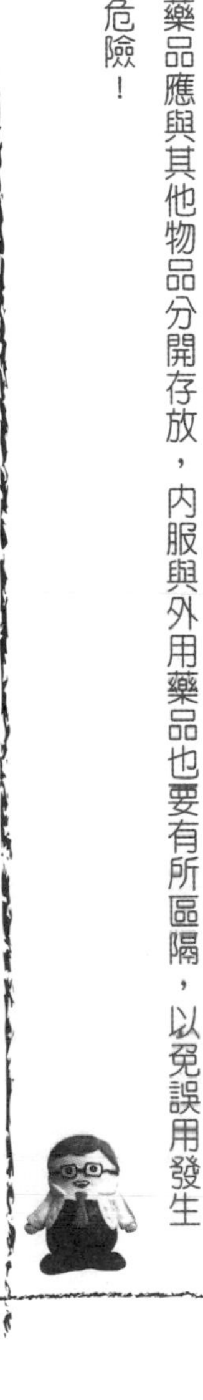

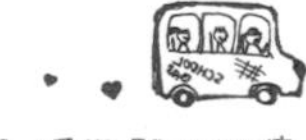

候診室裡的圈套

王媽媽是脖子的老鄰居，兒女都在國外，自從王爸走了之後她就更顯形單影隻了。晚輩們也曾試著接王媽媽到身邊想要盡盡孝道，無奈她住不慣，每次兩禮拜不到就又急著飛回台灣，任憑兒女們怎麼軟硬兼施，卻拗不過王媽媽一句：你們如果想讓我快活的多過幾年，還是讓我回台灣住吧！

王媽媽沒事總愛過來脖子家串串門子，聊些東家長西家短、說說地球另一邊子孫兒女的消息，有時晚輩們寄來些吃的用的，王媽媽也會帶點兒給脖子。

今天，王媽媽痠痛的老毛病又犯了，一聲聲唉呦唉呦，聽得連脖子都覺得渾身不對勁！脖子今天剛巧沒什麼事，於是硬拉著她到醫院去看醫生！

掛完號，兩人好不容易才在診間外找到椅子坐下來等，王媽媽嘆了口氣說：生病的人眞多，想找張椅子坐都難！

不多久，一老一少兩個婦人挨到王媽媽旁邊坐下，過了一會兒自稱是婆婆的開始向王媽媽搭訕，聊些不著邊際的事，慢慢的聊到王媽媽的症狀，這時換媳婦說話了，媳婦說婆婆過去受脊椎痛困擾，跑遍各大醫院，醫師都只是開些止痛藥和肌肉鬆弛劑，吃了好久也不見好轉，還差點傷到腎臟！後來經善心人士介紹，到一名老國醫處看診把脈，然後服用他的祖傳祕方，十幾帖藥之後就藥到病除了！

她倆一搭一唱，見王媽媽有些心動，表示好人要做到底，願意帶他們去，接著就請脖子去開車，媳婦則在一旁窸窸窣窣的講著手機。

經過她們好心帶路，很快就抵達目的地，不過停車之後又左彎右拐，繞了一大段路才到位於巷子內一家沒有招牌的診所，還等了十幾分鐘才見到醫師，醫師幫王媽媽把脈看診，接著一一說出王媽媽的症狀，讓王媽媽感到十分神準！

接下來醫師要他們到櫃檯取藥，櫃檯小姐早已準備好一包包的中藥，向王媽媽解釋藥要從幾碗水煎到剩幾分。

最後重頭戲來了，小姐拿出一盒黑黑一塊塊的東西，然後說那是融合數十種藥材的龜鹿二仙膠，是最重要的藥引，需先用滾水泡開再與煎好的藥湯沖服，那一對婆媳也在一旁見證，頻頻稱讚那藥非常有效。

十二帖藥六千、龜鹿二仙膠一斤三萬，王媽媽和脖子總共只湊出八千，最後好心的婆媳先代墊了二萬八，然後再跟著他倆回家拿錢。

二、三天後王媽媽又過門找脖子來了，脖子問起那祕方藥效如何？王媽媽說好像有些

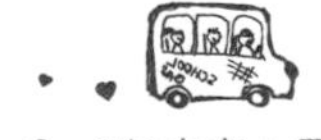

效果，但是那藥引卻老是泡不開，甚至滾水都煮不化！兩人研究了半天還是百思不得其解，脖子索性跟王媽媽拿了一塊二仙膠，直奔藥師丸健爸的藥局。

健爸聽完脖子的前情提要，心裡已經有點譜，於是遞給她一份剪報，斗大的標題映入眼簾「**鏢客穿梭醫院賣黑心龜鹿膠　騙萬人！**」

內文寫著：刑事警察局破獲橫行各大醫院兜售黑心中藥的「鏢客」詐財集團，這個集團分成北中南東四組，假冒成醫師或病患，混入醫院內兜售摻有類固醇卻完全沒有龜板成分的黑心龜鹿二仙膠，時間長達三年，受害者超過萬人。

警方說，鏢客聲稱他們所賣龜鹿二仙膠可以治療腎臟病、心臟病、糖尿病、關節炎、高血壓……；但化驗成分，其中只有少量鹿茸卻含大量類固醇，甚至還有用紅色蕨類切片假冒成鹿茸的情形，或是以廉價的青草膠來混充高價二仙膠，還有被害人指控所謂龜鹿二仙膠買回家後根本煮不爛，經過化驗之後才知道原來是買了一堆塑膠。警方估計這個詐騙集團三年來詐財至少三億元……。

健爸拿著二仙膠猜測：看樣子妳們受騙的可能性很大！像這種來路不明的東西眞的無從得知它的成分，如果要確實瞭解，唯有送到衛生單位化驗一途！

健爸又問脖子是否記得那家診所的地點？只見她一臉茫然！

事到如今健爸也愛莫能助！只能交待脖子轉告王媽媽，這次就算花錢買教訓，剩下的藥就丟掉別再吃了！

本故事改編自二〇〇八年一月底新聞事件

2008/02/02

藥師的叮嚀：

詐騙集團最善於利用人性弱點，尤其生病時容易道聽塗說病急亂投醫，恰好給予歹徒可乘之機，因此宜提高警覺，仔細過濾別人提供的資訊以免受騙。

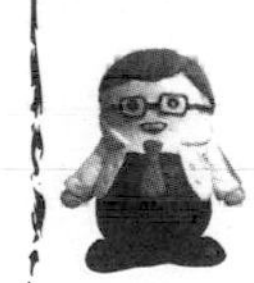

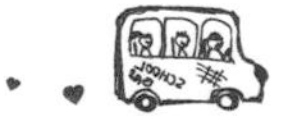

半仙．假仙．騙仙

周爸爸和他的老鄉正在公園裡的棋盤上廝殺，旁邊幾個老伯伯或叉腰或托腮，自動分成兩邊站在棋手後方，另外有三兩個老人揹著手，裁判似的站在中間。

戰況十分慘烈，棋盤邊零零散散躺著陣亡的死馬破炮，已經是屍橫遍野！盤面上雙方僅剩幾個棋子兒在攻防著！雖然氣氛緊張，大夥兒卻都屏氣凝神，謹守著棋盤邊「觀棋不語眞君子」的最高指導原則。

這時周爸爸隨身攜帶的老收音機在一陣沙沙不清的音樂之後傳來一個男子的聲音：中原標準時間……現在為您播報新聞，台北縣警方查獲一個假半仙，自己製作藥丸卻向民眾謊稱是仙丹、專門詐騙榮民朋友的騙子！警方發現這個假半仙把廂型車改裝成露營車，然後開著車子到處流竄，晚上睡在車裡，白天則行騙全台。露營車就是假半仙的家，車裡面有床，還有不少夾層，夏天怕天氣太熱，嫌犯還特別裝了一台冷氣，設備頗為高級！當刑警隊員打開置物箱，赫然發現箱子裡面擺滿了數十罐各種丹、膏、丸、散，這些東西就是嫌犯口中的仙丹。嫌犯開車全國到處跑，遇到人就搭訕替人把

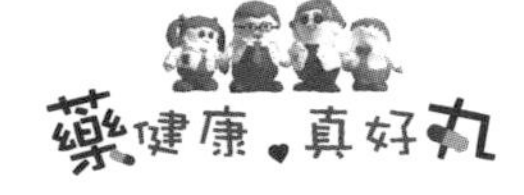

脈，然後趁機推銷假仙丹，幾年下來，受害的榮民朋友不計其數。更危險的是嫌犯為了讓榮民相信仙丹的療效，還在裡面添加止痛藥、利尿劑、類固醇、咖啡因等西藥，讓榮民覺得吃了有效，因此更加信任半仙確有神力。因此刑警大隊呼籲全省的受害者應該勇於出面指認，讓法律給他嚴厲的制裁，避免有人持續受害。（記者＊＊＊報導）

聽到這裡，眾人面面相覷！這個半仙不是前幾日才在公園裡出現？在場的周爸爸、老李、老陳、老張……都給他號過脈、買過藥，周爸爸出門前還剛吞了一把半仙的藥丸！這會兒他不僅心裡毛毛的，連胃都隱隱作痛起來了！

周爸爸啐了一聲：該死，這傢伙下次再讓我遇著，我肯定饒不了他！話還沒說完，冷不防對手起「車」喊了聲「將軍，死棋！」

2008/02/29

本故事改編自二〇〇八年二月二十八日華視新聞報導事件

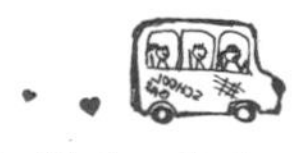

藥師的叮嚀：

醫師藥師都是專門職業，領有專門證照及固定執業處所，除了報備核准的義診等行為外，不可能四處流竄行醫或販售藥品，民衆宜提高警覺以免受騙上當！

吃素「藥」怎麼辦？

天氣忽冷忽熱，王媽媽的血壓也跟著起起伏伏，治療了一段時間，醫師評估之後覺得有必要長期控制，便開了一張「慢性病連續處方箋」並告訴她病情相當穩定，只要持續服藥控制就可以了！

接著，門診護理師告訴王媽媽：只要拿慢性病連續處方箋到住家附近的健保特約藥局都可免費領藥，三個月之後再回門診追蹤病情，如果控制情形良好可以再開立新的處方箋，如此不但可以免除往返醫院、排隊掛號的不便，也能降低出入醫院被感染的風險！最重要的是持慢性病連續處方箋不但不用每月掛號，可以省下掛號費、領藥還不須支付部分負擔！經濟又方便！

王媽媽拉著護理師的手直說：謝謝妳告訴我這麼便利的方法，省得我常常得大老遠跑來！不然光是排隊等看病，到領完藥回家得要花一上整天的時間呢！我這把老骨頭再這麼折騰下去，遲早得散了！王媽媽又連道了好幾次謝才離開。

領完藥後脖子陪著王媽媽到健爸的藥局，她迫不及待的拿出慢性病連續處方箋想要領

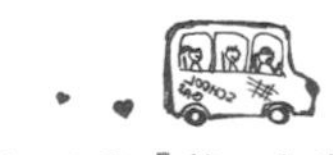

藥，健爸接過處方箋看了一下，發現那是第二、三個月份的處方，於是他仔細的向王媽媽說明慢性病連續處方箋的使用方法。

健爸說：慢性病連續處方箋是一種提供慢性病人方便的措施，不但省時省錢，也省去往來奔波的麻煩！醫師會視狀況開立，如果病情穩定，一般而言以三個月份連續處方較為常見，但並不是三個月份的藥一次領完！通常第一個月份醫院會給藥，第二、三個月份則可持處方箋至健保特約藥局分次領取，像這次您已在醫院領了第一個月份，必須在下個月及下下個月才能領第二、三個月份！

不過既然您已經來了，我會先把妳的處方內容記錄起來，事先準備好藥品，時間一到再通知您來領藥！如果有其他醫院診所開立的處方也都可以一起拿過來，但是因為各院所的用藥可能有同成分不同廠牌的狀況，雖然替代並不影響療效，但是我們會儘可能找到同成分同廠牌的藥品，以免除患者疑慮，這須要幾天的作業時間，所以最好提前把處方箋送來，免得因備藥不及而影響了用藥的規律！

經過健爸詳細解說，王媽媽總算完全了解慢性病連續處方箋是怎麼一回事！

王媽媽抓住這個機會順便請健爸幫忙檢視一下醫師所開的藥是否能長期服用？有沒有特別需要注意的地方？健爸也針對她的疑慮一一說明！解除了她對長期使用藥品的不安全感！不過，她最後問了一個問題卻讓健爸差點無力招架！

王媽媽說：我吃早齋！你再幫我檢查一下這些藥到底是葷的還是素的？

這個突如其來的問題，讓健爸一時答不出話來！畢竟這和藥物本身的專業資訊無關。他拿起處方箋兩眼漫無目的的來回瞧了又瞧，腦海中翻騰的是如何給王媽媽一個可以安心服藥的說法？

沉默了半晌他才開口：近年來除了宗教因素，還有養生風氣盛行，素食人口有逐漸增加的趨勢，素食族群在藥品的選擇方面，會有特殊的考量因素，比如在購買營養補充品時，一般情況下藥師會特別爲強調素食者篩選產品，但是有時因爲產品成分的因素，或者是藥品本身劑型的關係，無法完全避免動物性成分，這時就會造成困擾！

許多藥品的配方無可避免會使用到動物性成分，尤其中藥藥方裡以動物入藥者不在少數，像龜鹿二仙膠、XX苜藥粉、通乳丸、烏雞白鳳丸等等皆是。而西藥雖然大多數是化學合成，但是製作膠囊的明膠卻來自豬皮牛骨等動物結締組織！保健類的產品如魚油、魚肝油、海豹油、珠貝鈣更顯而易見是動物身上的東西！若在藥品無可替代的情況下，藥師通常還是建議病人應該以病情爲要，盡量配合治療。

媒體曾經報導過，有虔誠的佛教徒被送到醫院，在危急的情況下不得不開刀輸血，但是難題出現了——病人堅持非素食者的血不輸，因爲他持戒多年，不肯因此破戒開葷！醫師聞言，也束手無策——要到哪去找素食者的血啊！

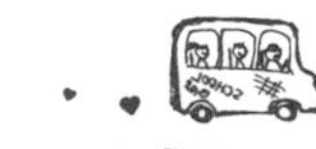

我想，佛教徒吃素的原因不外乎戒口慾與杜殺孽，所以需藉由對葷食的禁戒，以摒除修道者修行上的障礙！但就吃藥來說，我相信很少人會是因爲要享受藥品的美味而去吃它的吧！

至於造殺孽，爲了一頓美食而殺害一條生命，當然是一件殘忍的事，有違佛陀慈悲的精神，也種下一個惡因，但是，若以因果輪迴的觀點來探討藥物，也許一個生物在今世奉獻出牠的肉身，被製作成藥物、被某人吃下而治癒某人的疾病，說不定牠是以這樣的方式來了結因果的呀！牠前世欠一個因，今生來還一個果！若是因爲葷戒而阻斷這個輪迴，是否害牠還需要再輪迴一次呢？

就像我欠你一筆錢，我把錢湊足登門還錢，你卻找藉口不願開門，那是不是害我還得再跑一趟？豈不是罪過？修行的目的之一就是要破除人的執著，當因果來時，如果昧於因果而堅持葷戒，這又何嘗不是一種執著？

虔誠信仰、堅心持戒固然是好事，但是當身體有恙，不得不接受治療時就不要再那麼執著了，畢竟，修行也得要一個健康的身體，不是嗎？

這一問終於讓王媽媽也不得不點頭稱是！讓健爸大大的鬆了一口氣！

2008/03/11

藥師的叮嚀：

使用藥品是為了治病而不是為了享受，因此視病情需要使用是其原則，當療效與信仰或習慣衝突時，應該還是以疾病治療為首要，畢竟，要有健康的身體，人生的一切才有意義。

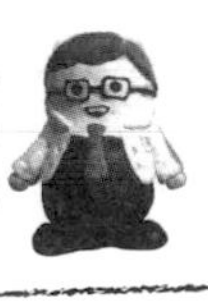

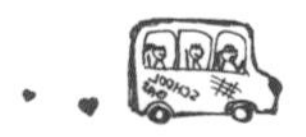

好東西與好朋友分享——「藥」不得

乍暖還寒時候，最難將息……脖子就在這個充滿詩意的季節感冒了！頭痛、鼻塞、喉嚨痛，讓脖子只能整天窩在家裡足不出戶！

王媽媽閒著沒事又晃過來串門子了，看脖子一副病懨懨的樣子，問話也懶得應上兩聲，不像平時話匣子一打開，可以從街頭到巷尾輪番點名八卦！

脖子失了往日丰采讓王媽媽也覺得怪沒趣的！忽然她想起自己前些天也才感冒，醫師開的藥這會兒還擺在口袋裡呢。於是掏出來遞給脖子：諾！詹醫師開的感冒藥，我好得差不多了，這幾包妳留著吃！

脖子心想自己頭重腳輕懶得出門，反正一樣都是感冒藥，順手倒了杯開水就把藥給吃了。王媽媽看著脖子吃過藥就催促她上床休息一會兒，自己也告辭回家去了。

王媽媽走了之後脖子昏昏沉沉的睡著了，不知過了多久才醒來。醒是醒了，但還是覺得連張開眼睛的力氣都沒有，看看手錶，天也晚了，只好用手撐著千斤重的身子勉強坐在床上，透過夕陽餘暉，她看到梳妝鏡中的自己。

這一看她差點讓自己的「尊容」給嚇暈了！四瓣眼皮腫得跟金魚眼一樣，嘴唇像是兩條掛在臉上的香腸，四肢及身體也浮起一片片的紅疹！這一驚非同小可，脖子趕緊披上外套，還沒忘記抓了頂帽子和口罩遮掩，直奔健爸的藥局。

健爸看到面目全非的脖子一時也不認得，等到她出聲才認了出來！她一慌，說起話來語無倫次，健爸試著安撫她的情緒，讓她喝了水後，脖子說：我感冒在家睡了一覺，剛剛醒過來就變成這個樣子了！怎麼辦！怎麼辦！我要去看哪一科？要不要掛急診啊？

健爸直覺她這種狀況應該是過敏現象，仔細的問她飲食內容，瞭解一下有沒有吃到特殊或不潔的食物？不過脖子因爲感冒沒有胃口，一整天都沒吃什麼東西！健爸問了半天也問不出個所以然，最後脖子在口袋掏面紙時掏出王媽媽給的藥才說：對了！對了！還有這個，王媽媽給的感冒藥，我只有睡前吃了一包，應該不會是這個吧？

健爸說：問題應該就是出在這個！每個人的體質與狀況不同，因此縱使是同樣的疾病，醫師也會依據病人個別的情形來開立處方！所以藥品千萬不能像食品一樣拿來和好朋友分享！

脖子：爲什麼王媽媽吃了好多天都沒事，我只吃一包就這麼嚴重？

健爸說：這是特異體質的關係，就像同吃一盤蝦子，有的人吃完半盤也沒事，但是有人只吃一尾，回家就過敏了！國外還曾經發生一個案例：有對年輕情侶，其中一人早餐吃

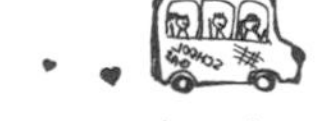

了花生醬三明治，見面接吻後另外一人卻離奇死亡，調查之後才發現，原來死者對花生嚴重過敏！

脖子聽完倒吸了一口氣：那詹醫師爲什麼還要拿會過敏的藥給人吃？

健爸：這並不是詹醫師的問題而是個人體質的關係，醫師不是神，不能預知妳對哪種成分會過敏！

基本上任何成分的藥都有可能造成過敏，如果要完全避免，那醫師將會無藥可用！這樣豈不是因噎廢食？

對於過敏藥品，醫師、藥師、病人三方都要多用一份心，醫師處方時要詳問藥物過敏史，藥師調劑時會再次確認，而病人也該將自己過敏的藥物詳細記錄，以利就診時提供醫師參考！

脖子：那我現在該怎麼辦？

健爸：妳先到詹醫師的診所去掛號，告訴他你吃了王媽媽給的藥，順便請他調出王媽媽的處方，將可能導致妳過敏的資料謄寫一份給妳，然後這份資料妳要好好保存，往後不管到任何醫院看病或領藥，都要提醒醫師、藥師自己對哪些藥物過敏！否則萬一醫師又開了相同處方，情況可能會更加嚴重！

妳現在趕緊過去，我打電話知會詹醫師一聲！

藥師的叮嚀：

每個人的體質及病情都不盡相同，因此用藥前須經醫師評估診斷，切勿擅自推薦或接受他人使用之藥品，以免產生危險！

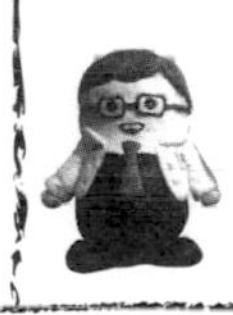

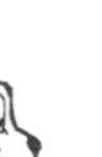

免費試用　小心有詐

正當柳丁盛產的季節，脖子剛從菜市場回來，爲了貪點小便宜，她不嫌笨重大老遠扛了十幾斤回家！

想起王媽媽平時也常送些她兒女們從國外寄回來的東西，禮尚往來嘛，脖子挑了二十來顆準備送去給王媽媽！

一進門，脖子就發現王媽媽客廳裡多了一套造型奇特的床和椅子，王媽媽看出脖子的疑問，不等她開口問自己就先說了：免費試用的！

脖子嚷嚷：免費的？怎麼這麼好？爲什麼我都遇不上？

王媽媽：妳先試試這張健康椅！邊說邊拉著脖子上座！

坐定後王媽媽接著說：前些天有個什麼健康協會的來我們社區老人長青會舉辦免費健康講座，講完後大科技公司的老闆還親自來了！當場宣布他們公司爲了回饋社會、優待老人，決定舉辦高科技健康器材免費試用活動！光這床啊要七十萬塊錢、妳坐的這椅子啊也値三十幾萬呢！本來只預計開放十個名額，那老闆人眞好，還特別給我們增加到十五個！

陳媽媽、王伯伯……都報名了，我差一點還排不上呢！

脖子問：那～～這些東西算算百來萬耶！眞的都免費？

王媽媽拉長了尾音：眞～～的免費～～！一個月後公司派人來搬回去，還把押金還給妳！妳如果喜歡也可以分期付款買下！

我盤算著這一個月勤快點兒用，等我這痠痛的老毛病好些了，月底公司來就還給他！妳得空也過來多用用，反正不用錢！

王媽媽心裡打著如意算盤、臉上露出狡黠的笑容！

脖子舒服的癱在健康椅上問：押金多少錢？

王媽媽：一成！

脖子：喔！

停頓了幾秒，脖子從健康椅上跳起來說：那就是十萬耶！

王媽媽一副理所當然的回答：沒錯啊！公司把百來萬的東西給擺在妳家裡，他也怕妳動了什麼手腳啊！妳說是嗎？要我說呀！給點兒押金也該是合情合理的事兒！

王媽媽這麼一說脖子倒也無話可回！接著她又體驗了健康床，和王媽媽聊到快十二點才回家，差點趕不及做午飯！

兩個月過去了，脖子看到那套健康器材還在王家，王媽媽還高興的直說賺到了——公

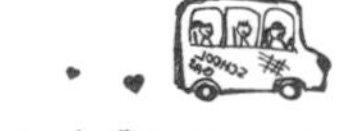

司忙，所以來不及搬回去，讓她多用了兩個月！

又過了一個月，脖子在報紙社會版看到一則新聞：「詐騙集團在台中虛設健康器材行號，以舉辦免費健康講座為幌子，招攬眷村、老社區民眾，趁機促銷宣稱療效強大的健康器材，一部器材押5萬至11萬元不等，試用後無效可以退還押金，被害人試用後無效欲退費卻索討無門。檢警調查，此集團自九十四年十月間至今涉嫌以此手法詐騙大約半年，被害人數百人，牟利逾千萬元。……」沒來得及看完，脖子就趕緊拿起話筒撥了通電話給王媽媽！

跟脖子通完電話，望著那兩張床椅，王媽媽覺得不僅全身痠痛還沒好，連心臟都跟著抽痛起來了！

2008/02/05

本故事改編自二〇〇六年四月底新聞事件

藥師的叮嚀：

保健器材若宣稱療效者須申請醫療器材許可認證，其販售也須申請販賣許可證！消費者選購時應當留心注意！

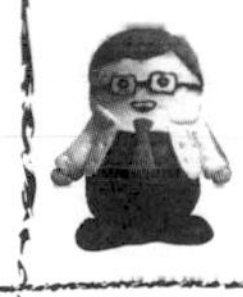

毒——生命中的黑洞

社區藥師因爲執業環境就在社區之中，服務的對象自然以社區民眾爲主。社區之內各形各色的人都有，藥師也都樂於提供服務，但是其中有一個族群卻被許多藥局列爲拒絕往來戶，那就是「毒品注射者！」

通常這個族群的人到藥局都是要買「筆」！但是別誤會，並不是他們文興突發，所謂「筆」是他們的行話，是0.5cc胰島素注射針筒的別稱！他們利用它注射毒品以解毒癮！毒癮者背景複雜，易使人心生畏懼，實際上也不乏藥師受到傷害的例子，所以多數藥師總是對其敬謝不敏。

這天又一有張陌生臉孔行色匆匆的進到健爸的藥局要買「筆」。以往遇到這種客人上門，健爸總是一句「抱歉，我們沒有賣！」打發，他覺得爲了自保應該和這些社會的邊緣人離得愈遠愈好！

但是自從健爸參加了「衛生署管制藥品管理局」舉辦的——藥物濫用防制種子講師培訓課程之後，他的觀念漸漸有了改變！

首先，健爸在藥局配合成立「藥物濫用防制諮詢站」，幫助衛生單位發放衛教宣導品，也常常應邀到各級學校與地檢署等單位演講和宣導反毒資訊。

隨後，衛生署又推行「清潔針具交換計劃」，希望能在社區藥局廣設「針具交換站」與「針具回收筒」。

但是對於這個計劃康媽抱持堅決反對的立場！

康媽：毒癮者背景複雜，精神狀態不穩定，讓這些人在藥局進進出出，是讓我們暴露在風險之中！也會影響其他客人對我們藥局的觀感！後續還會衍生更多的問題！況且，家中有小孩，回收的針具又是高風險高污染的醫療廢棄物，裡面可能帶有愛滋病毒、肝炎病毒、梅毒、淋病……各種意想不到的病原體！萬一小平子、小安子好奇拿去把玩該怎麼辦？

健爸：這些問題我都思考過，關於針具回收設備的安全性我已經詳細瞭解過了，它是投入到一個密閉容器中，小朋友應該是接觸不到的，至於妳說的其他問題，我也不能保證沒有風險！

康媽：對呀！那爲什麼我們該冒這個風險？

健爸：當然！這個政策並不是強制性的，我們可以選擇不配合，但是，如果我們跳脫自身的角度思考，「反毒」其實是一件與每個人都有關係的事務！

康媽：怎麼說？

健爸：以針具的部分來說，毒癮者使用過的針具如果沒有回收的管道，勢必被拋棄於生活周遭！校園及公園入夜後常是毒癮者活動的場所，若他們在施打之後隨手將針筒拋棄，那麼校園、公園又是大眾活動的場所，老人誤觸、小孩因好奇把玩而遭刺的機率更高，造成的影響更大！

其次，共用針具也是一個相當嚴重的公共衛生問題！台灣愛滋病的感染人數已經破萬，其中因施打毒品共用針筒而被傳染者據統計約占三分之二甚至更多，此外，C型肝炎、性病等血液傳染病也藉此管道擴散傳播。

非但如此，某些毒癮者利用捐血作爲篩檢的途徑，萬一是處在空窗期，這些問題血液並無法被檢驗出來，最後，因開刀或其他因素需要輸血者就會成爲無辜的受害人！我們參與針具回收及清潔針具交換計劃最少可以改善這一部分。

還有，吸毒的人！金錢開銷非常龐大，加上毒癮者無法在職場上正常工作，所以經濟來源是相當大的問題，縱使萬貫家財也難逃山窮水盡！

如果到這個階段，受毒品驅使之下，偷、拐、搶、騙等等違法情事就接踵而至，社會新聞上常看到超商搶案、婦女被飛車搶劫、校園電腦失竊、公共設施遭破壞變賣……這一類沒有特定對象、隨時隨地都在發生的犯罪案件，有很高比例是吸毒者所爲！可怕的是這些人就分散於生活周遭，所以沒有人可以免於毒品犯罪的威脅！

往更遠一點想，吸毒者對社會無法提供生產，只有消耗！而且吸毒犯罪的司法、警政、獄政成本也需由全民分擔！對整個國家的競爭力會造成重大影響！由此可見毒品之爲害，不僅止於一人一身，由吸毒所衍生而出的種種問題，往往吞噬個人、家庭，甚至禍延鄉里，危害整個社會！所以作爲一名醫療從業人員，我們也應該盡一點社會責任！

康媽：你這麼說，毒品的危害還眞的是讓整個社會、舉國上下都無一倖免！

健爸：衛生署目前也推行「美沙冬毒品替代療法計劃」！希望透過各種管道讓毒癮者參與，期望經由……美沙冬替代療法使得毒癮者漸漸脫離毒品的控制，進而能回歸到正常生活，甚至重回職場！

康媽：毒癮戒治相當困難！再犯率也很高！有辦法完全幫助吸毒者戒毒成功嗎？

健爸：要達到完全戒毒成功可能相當困難！但是，如果透過醫療系統的協助，能讓吸毒者脫離毒品的掌控，不需爲了購買毒品從事犯罪行爲、不需私自施打毒品、甚至可以重返工作崗位，就能降低犯罪率、降低愛滋等疾病的傳播，也能拯救一個社會邊緣人，甚至拯救一個家庭，這樣就算相當成功了！

康媽終於首肯，不過她附加一條但書——針具回收設備有安全疑慮時必須停止！

2008/3/22

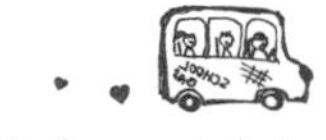

藥師的叮嚀：

毒品是罪惡的淵藪，一旦沾染成癮，踏上的幾乎就是一條不歸路，除了防範它，我們也要了解它，才能有正確的知識來避免毒品造成的危害！政府單位也應該在各級學校更全面性的加強毒品防制宣導教育，及早讓學生對毒品產生戒心，降低日後沾染毒品的機率。

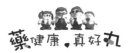

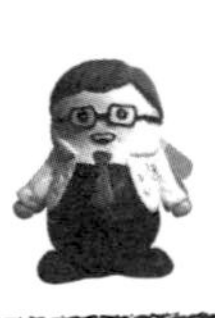

別讓電視機替您開藥單

陳媽的女兒小芬是個上班族，平日裡時常加班，下班之後再處理一些雜事、上網收收信、看個電視，沒忙到一兩點是上不了床的！

由於長期睡眠不足，加上工作壓力又大，一直有著頭痛的毛病。看過幾個醫生，但是生活作息沒辦法改變，醫師也只能開些止痛藥讓她頭痛時再服用，漸漸的，止痛藥幾乎已經是小芬生活中不可或缺的東西了！

看電視廣告說「**醫師等專業人士常用的止痛藥＊＊＊！**」反正醫師也是開這個藥，爲了方便，小芬乾脆就自己買來吃，也懶得再上醫院了！

最近公司業務量大，加班加得更晚，天氣又忽冷忽熱，早出晚歸的小芬一不小心就感冒了，又看到電視上的廣告一天到晚都在播「**＊＊熱飲，含豐富維他命C，熱熱喝，快快好**」廣告上那個感冒的女孩果然一下子就輕飄飄的又跑又跳了起來！

隔天早上進辦公室前，小芬特地繞到公司附近的開放式藥妝店裡從貨架上拿了一盒廣告上說的＊＊熱飲，上班後先呑了顆止痛藥，順手泡了一杯熱飲，喝起來甜甜的，味道還

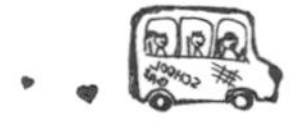

不錯！就像喝飲料一樣，不知不覺到下班時已經喝完一整盒！

隔天，小芬乾脆一次購足，多買了幾盒，還特別挑了不同口味的，心想感冒剛好多喝些水，順便補充維他命C，看能不能快點好起來！就這麼又吃止痛藥又喝感冒熱飲過了好幾天。這幾日，頭是比較不疼了，只是咳個不停！

這天早上，小芬實在是累得爬不起來，於是向公司請了病假！陳媽準備的早餐她也說有些反胃吃不下，只是昏昏沈沈的想睡！

陳媽覺得這才不過幾天的工夫，小芬臉色就變得有些蠟黃了！她直覺女兒一定是身子太虛了，就讓小芬繼續休息，準備待會兒上健爸那兒買些補充體力的營養品順便抓幾帖中藥等她睡飽了再給她補一補。

陳媽到藥局後和健爸康媽先寒暄了一番，康媽問起了小芬上班的狀況之後，陳媽才講到正題。

陳媽：說起小芬這女孩了啊，自小身體就不好！偏偏公司又一年到頭的加班，連睡都沒能讓她睡飽，常常喊頭疼，加上最近氣候變化大，一下子就感冒了！拖好幾天了，要她看醫生每次都說沒時間！光是喝些什麼什麼熱飲，每次電視廣告什麼東西，她就買來吃！我就說那東西像是糖水，怎麼能治病！她偏說我不懂！今天早上累得爬不起來了！也好，趁這個機會好好休息，我看她變的面黃肌瘦的臉色難看，等會兒幫我抓幾帖藥，我還要上菜市場剁隻雞回去給她補補身子！

康媽說：「補」，要看時機，像小芬正處在重感冒的階段是不適合進補的！而且您剛剛說的熱飲算是藥品並不是糖水，不能使用過量，小芬加上止痛藥一起服用劑量太大，肝臟恐怕負荷不了！我看情形不太對，最好還是先帶她到醫院檢查一下，把病治好再來好好調理身子！

陳媽聽完之後趕緊回家強押著小芬到醫院掛號，經過抽血檢查才發現肝指數已經飆到五六百！陳媽看了差點暈倒！急得眼淚當場掉了下來！醫生說是吃藥引起的藥物性肝炎，要小芬住院治療！

等住院手續辦妥之後，陳媽回家去準備些換洗衣物及牙膏牙刷等雜物，途中又經過健爸藥局，她也順便向康媽報告了事情的經過！康媽這才詳細的告訴她，其實感冒熱飲也是一種藥，裡面一樣含有藥物成分，只是藥廠改變了藥物劑型、添加了色素、香料、甜味劑，讓口感更佳而已，但是因爲如此，有時反而讓人失去戒心或產生誤解而過量使用。

至於廣告，無非就是一種促銷行爲，促銷的手法一定是盡量呈現產品美好的一面藉以吸引消費者購買，同時也盡可能隱藏產品缺失的部分！所以對於廣告內容自己應該有判斷能力，尤其藥品更是不能掉以輕心，畢竟藥物牽涉到專業知識，用藥時還是應該清楚詢問藥師，藥品廣告只是提供民眾產品資訊的一種管道，千萬別讓電視機幫你開藥單！

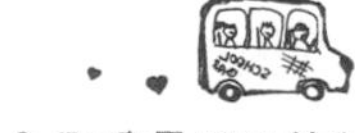

陳媽：這ㄚ頭！等她出院，我把她抓過來請妳好好幫她上一課！

2008/03/16

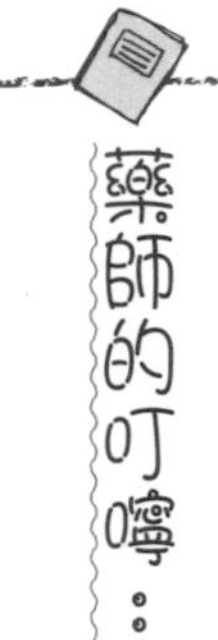

藥師的叮嚀：

廣告是商業促銷手法，不可光憑廣告內容與自己的想像胡亂用藥，病情的診斷需倚賴醫師，用藥需請教藥師，以免危害健康！

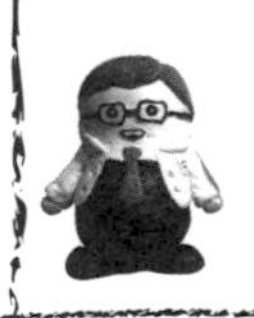

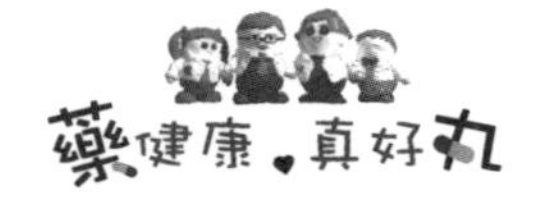

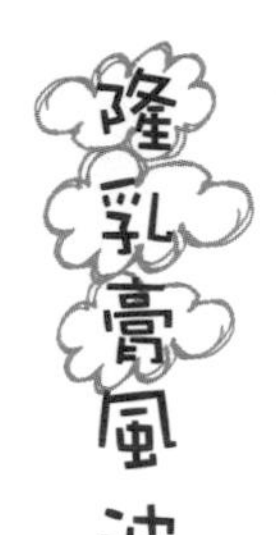

10 隆乳膏風波

這一天早上，脖子的老公急急忙忙的出門，臨走前交代脖子說：我在桌上留了張字條，出門時幫我到健爸的藥局買兩條藥膏回來。

脖子長長的應了聲：「好～～！」就回頭去忙自己的事了！

處理好日常瑣事，脖子出門前沒忘記老公的話，拿了字條邊走邊放進包包，放進去後又拿了出來，心想：到底要買什麼藥膏？脖子看完字條吃了一驚！上頭寫著「雅X隆乳膏！」

這個死老頭子，都幾歲了還來這套！脖子心裡暗暗罵著，臉也不好意思的紅了起來！接著自言自語的說：都老夫老妻了，明講就好了，還學小孩子玩傳紙條的把戲！而且，這玩藝兒哪能上健爸的藥局買，羞死人了！

逛完街採購告一段落之後，她特別繞路到離家遠一點的藥局去買藥膏。

進藥局後見到還有其他客人在場，脖子偷偷摸摸的把紙條遞給藥師——我要這個兩罐，結賬時藥師還問她知不知道使用方法？她頭都沒抬就應了聲知道！匆匆的走出門！邊

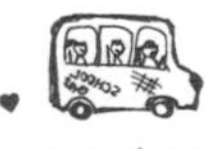

走隨手把藥膏外盒給拆下來丟在門口的垃圾桶，彷彿怕留下任何犯罪跡證一樣！

晚上脖子洗完澡之後，坐在梳妝台前塗塗抹抹了起來，化妝水、乳液，之後是各種精華液與精華霜、時空膠囊，層層加工，好不容易才搞定那張臉。

接下來，脖子從包包裡拿出藥膏開始進行她的「造山運動」，來來回回使勁的又塗又抹，沒多久已經用掉大半條藥膏！隱約覺得自己已經「滿腔熱血」、胸前皮膚紅通通了才罷手。

老公洗完澡時脖子早已躺在床上。

老公用條大浴巾擦著剛洗好的頭髮問：藥膏咧？

脖子嬌羞的說：人家已經擦了啦！

老公：這麼快就傳染給妳？

脖子：傳染什麼？

老公：香港腳啊！不然妳爲什麼擦藥膏？

脖子愣了一下拿起藥膏來看，上頭寫著「雅X隆乳膏——適應症：髮癬菌、皮癬菌、黴菌……尿布疹、足癬（香港腳）」看完之後，脖子丟下藥膏直衝浴室，她老公拿起藥膏慢條斯理的塗在自己的香港腳上。

嗎？

浴室裡蓮蓬頭傳出嘩啦嘩啦的水聲，他心裡想：這女人到底怎麼了？不是才剛洗完澡

2008/02/03

本故事改編自翁青聖藥師口述

藥師的叮嚀：

使用藥品前應明瞭適應症與使用方法。

勿隨便使用他人藥品。

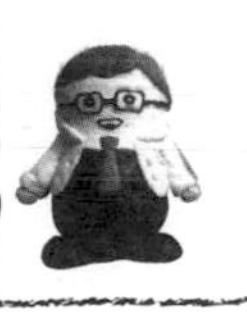

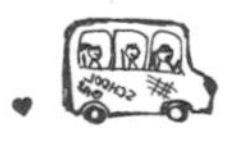

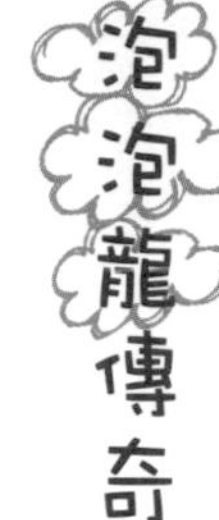

脖子的牙齒痛了整個晚上，搞得她一夜無眠！今天一早就直奔牙醫診所，牙醫師幫脖子的牙齒詳細檢查了一番，並做了必要的處置，然後開了一張處方箋，請她到健保藥局調劑領藥，另外囑咐她兩天後必須再度回診！

脖子左手摀著下巴、右手拿著處方走進藥局。一進門看到小平子正在把玩他最心愛的玩具——空椎魚龍，小安子則好奇的盯著她問：脖子姑姑妳怎麼了？脖子皺緊眉頭，一個字也擠不出來！只是用手指了指嘴巴，然後又揮揮手表示她無法開口！

健爸從她一進門就已參透玄機，接過處方再次確認用藥及過敏史，很快就將處方調劑完成，給藥之後交待了服藥方法與注意事項，因爲牙醫師有開給她抗生素，特別提醒她不能擅自停藥！然後就要脖子早早回去休息，並叮嚀她記得要回診！

臨行前還給了幾包保健牙粉，教她替代平常時的牙膏使用。

脖子回家後吃了藥，覺得疼痛稍稍緩解，加上昨晚被那顆痛牙折騰一整晚眞的累了，所以不知不覺昏昏睡去。

一睡睡了五六小時，睡醒又到了吃藥的時間，半睡半醒間拿起床頭櫃的藥就咕嚕咕嚕又吃了包藥，等到藥下肚之後她才忽然驚醒，剛剛吃下的是牙粉，這一驚非同小可，人也不累、牙也忘了痛！拔腿就直奔健爸的藥局！

健爸看她一臉驚慌的衝進來也被她嚇了一跳！脖子上氣不接下氣的說：我……我剛剛一覺睡醒，昏昏沉沉的把……把牙粉當成藥吃下去了，怎麼辦!?

健爸聽完後差點暈倒！還好牙粉裡面只有介面活性劑的成分可能引起腹瀉外，其他成分不致有大礙，所以建議她回去多喝一些開水稀釋再觀察看看就好了。

健爸：現在有什感覺？

脖子：嘴巴和肚子涼涼的。

健爸：那是因爲牙粉裡面有薄荷成分。

藉著這個機會健爸順便灌輸脖子一些保存藥品的常識！

第一點：內服藥品最好和外用藥分開存放，以免緊急或不注意時誤用。就像妳今天的狀況！

第二點：藥品最好保留原本的包裝，這樣比較便於識別，成分、用法、用量也比較清楚。如果無法保留原包裝，應該用乾淨容器將藥物的名稱、用法用量、劑量等資訊標明清楚。

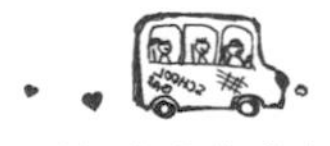

第三點：避光、避熱、防潮。

藥物如果遭遇強光、高溫、潮溼等物理條件的變化，有可能使藥品氧化、變質，導致藥效降低，甚至產生毒性，因此，儲存藥物要注意避光，且放置在密閉防潮的容器裡，使用之後要塞緊瓶蓋貯存在陰涼處，避免變質。

第四點：應將藥品放在高處或安全的地方，不要讓兒童拿到，以免小朋友偷吃、誤食而發生危險。

第五點：須注意有效期限，過期藥品因爲藥品品質無法掌握，所以縱使外觀沒有產生變化也不可再使用；而且如果所儲存的藥品在有效期限以內，但是出現變色、崩裂、黏連、結塊、變色、混濁、異味、中藥發現走油、發黴、蟲蛀等情況也不要再使用。

第六點：過期或剩餘的藥物如果要丟棄，應在丟棄前把藥物從包裝中倒出，或將藥物包裝、劑形破壞以防止他人誤食誤用。

第七點：冷藏藥品除非特別指示，否則一般貯存於冰箱下層即可。

第八點：環境衛生用藥，例如殺蟲劑、防蚊劑、滅蟑藥品，決不能和人身使用的藥品混合存放，一定要分開貯存以免發生意外。

第九點：如果可以，最好爲所存藥品建立一張藥品資料卡，將藥品名稱、用途、用法、用量、保存效期、注意事項等資料詳細記錄，以方便管理。

「Do you understand?」健爸問脖子，她點點頭表示知道，但又問了一個問題：那眼藥水應該怎麼保存？

健爸：一般眼藥水應該在拆封一個月內用完，否則就應該丟棄不可再用，以免因污染而造成傷害！

經過解說，脖子總算解除一場虛驚，而且又學到一些藥品保存的常識，安心滿意的準備打道回府，走到門口脖子忽然想到一件事：你叫我回去多喝水，這樣我打嗝時嘴巴裡不會冒泡泡?!

在一旁玩空椎魚龍的小平子聽到後說：那你就變成泡泡龍姑姑了！不過還是我的空椎魚龍最厲害！逗得健爸和康媽笑彎了腰！小安子還邊跳著鼓掌嘴裡邊唸著泡泡龍！泡泡龍！泡泡龍！

2007/11/29

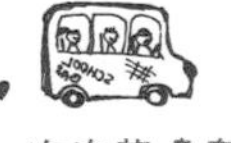

藥師的叮嚀：

服藥時應在光線明亮處，服藥前並再次核對及確認藥物，並避免在剛睡醒或意識不清醒時服藥。

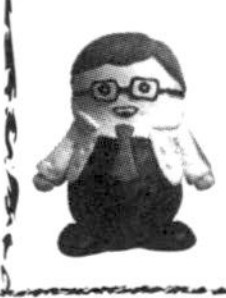

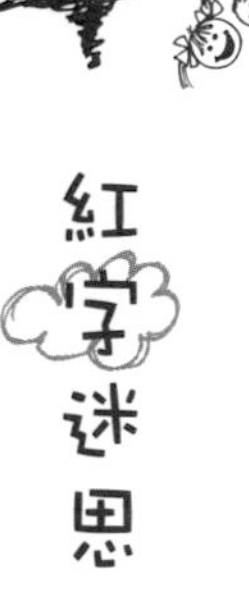

紅字迷思

近年來由於衛生單位大力提倡成人健康檢查，以及國人預防保健觀念的提昇，預防健檢的人數較之以往已經大爲普及。

脖子和她老公前陣子也到醫院做了全身健康檢查，不過檢驗報告拿回來之後，面對一堆的數字，卻讓她不知所措！尤其是點綴在報告中的幾個紅色數字，看起來更令人覺得格外刺眼！脖子覺得不檢查還好，檢查完反而整天心神不寧，忽然間好像自己全身是病了！

她決定不再提心吊膽過日子，打算追根究底花些功夫把這份檢查報告好好弄懂，想一想能請教的人還是健爸，於是拿著報告就出門了。

一進門也不拐彎抹角，她開門見山的說：健爸！麻煩你幫我看看這兩份健康檢查報告！

健爸尚未開口，脖子又自顧自的埋怨了起來：早知道就不要檢查，檢查之後煩惱更多！

健爸接過檢查報告說：此言差矣！健康檢查的消極意義在於明瞭身體基本的健康狀況

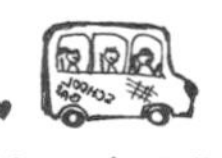

而能防患於未然，積極意義則在篩檢出隱藏未見的疾病而能早期加以治療！

某些人對於健康檢查抱持極端依賴的態度，另有一部分人是極度排斥，常常聽到像妳這樣的說詞「我不要檢查，不檢查沒事，一檢查就全身是病！」這種鴕鳥心態是要不得的！如果本身沒有病不會因爲健康檢查而憑空罹病！反之，如果本身有病，一味的逃避龜縮則會延誤病情，徒使病魔坐大！

但是也有另有一部分的人是極端依賴健康檢查，要求做最詳盡的檢查、最先進的檢驗儀器、希望運用最尖端的醫療科技！其實，這樣又有些矯枉過正了。

健檢的項目從健保局提供的陽春型配套到各大醫院、健診機構紛紛推出的高價住院型體檢都有，只要依照個人情況，挑選適當的組合就可以了，一味追逐尖端先進，不但浪費醫療資源，有時反而讓自己暴露於不必要的輻射線、感染等等醫療風險之中！過猶不及！適時適度、符合自身狀況的健檢才是正確的！

脖子：喔！那你幫我看看這兩份報告到底說什麼？我看到那一堆紅字頭就痛！看報告那天醫師說我的問題不大，只要注意飲食及生活習慣和定期追蹤檢查。但是，身體有問題不是該吃藥嗎？醫生怎麼都沒開藥給我？

健爸說：那倒未必，健康檢查報告只是提供一個參考，有時候藉由改善飲食習慣、運動等方式就可以讓身體調整到理想狀況，不一定要依賴藥物！

我先看看你們的報告再說！

健爸一邊看著報告，脖子在一旁按捺不住指指點點的說：這個、這個、這個還有這個都是紅字，應該怎麼辦？

健爸笑著說：檢查報告出爐，一般人的心情大都像妳這樣，好像是要聆聽判決一樣，心裡七上八下，不知結果是好是壞！比迎接期末考成績單還要緊張！其實妳的報告中只有幾個數據在正常值邊緣，不須要大驚小怪！

脖子：這樣我就安心了！但是既然如此，爲什麼醫院要特別用紅字標示，讓我們看了觸目驚心？

健爸：健康檢查報告是要提供民眾瞭解掌握自己的身體狀況及提供醫師作爲診斷的參考，民眾自己應該對健檢數據有一個正確的認知，才不至於反而被檢查結果所困擾，產生不必要的疑慮！

脖子問：那麼，檢驗數據的正常值是怎麼來的？代表什麼意義？

健爸說：拿一般生化抽血檢查的正常值來說，是用一定數量以上的健康人做爲樣本，再以這些人檢查出來的數據，取落於平均值上下的一定百分比，譬如百分之九十或九十五當做健康人的正常值。所以，正常值代表的意義是「絕大多數的健康人，檢查之後的結果是落於這個範圍內的。」

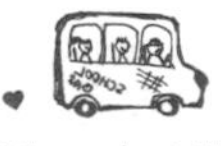

們不正常！

換言之，不表示檢驗值落在這個範圍之外就是生病！舉例來說血清中總膽固醇的正常值爲每百毫升130—200毫克，這表示大部分健康人檢查出來都在130—200之間，但是有非常小部分健康人也許是128或201，只是他們被排除在正常值訂定的過程中而已，不表示他們不正常！

而且隨著各家實驗室所使用的儀器和試劑不同，訂定的正常值也會稍有差異。而在報告的呈現上，因爲皆是電腦設定，只要數值落於正常範圍之外，縱然是201或128之差，也會以紅字顯示！因此，在判讀檢驗數據時需要有一點基本概念，才不會爲些微的數字差距所惑！

脖子：喔！那麼像我老公這個尿酸只多了3就沒什麼關係了吧？

健爸：這又另當別論，尿酸值是依尿酸結晶在血中的溶解度訂定的，數字上雖然只差3，但實際上是超過正常值將近百分之三十，已經很高了！應該進一步請教醫師。

脖子：難怪醫生特別交待我要叫他回診！

健爸：還有一個很重要的觀念——數據正常的健康檢查報告並不是身體健康的保證書！不應該對健康檢查的意義產生錯誤解讀，縱使健康檢查報告完全正常也可能還有篩檢不出來的疾病存在，或者是檢驗上的誤差及僞陽性、僞陰性等因素，當身體發生任何不適，還是必須立即尋求治療，切莫因爲檢查報告正常而輕忽大意，畢竟健康檢查報告提供

的是參考而非保證！

脖子：還有一點我覺得很奇怪！明明我和我老公繳同樣的費用，爲什麼「血清攝護腺特異抗原」這一項我老公有檢查我卻沒有，是不是醫院偷工減料漏掉了！

健爸聽完之後噗的一聲笑出來：這個問題出在妳而不是出在醫院！醫院願意幫妳檢查，問題是妳的身上沒有攝護腺呀！就像醫院沒有幫妳老公作卵巢癌篩檢是一樣的道理！某些檢查是特定性別的特殊檢驗，並不是醫院偷工減料！妳別擔心醫院占了妳的便宜！

脖子不好意思的說：哎呀！我是外行人嘛，你就別再嘲笑我了！

2008/4/16

藥師的叮嚀：

縱使自認身體健康的人也應定期做身體健康檢查，以便掌握身體健康資訊。但是健康檢查結果正常也不能當作無病保證書，如果身體出現異樣，仍應求醫診治，以免因檢查的死角而貽誤病情。

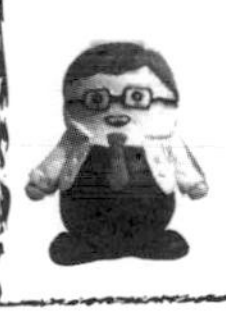

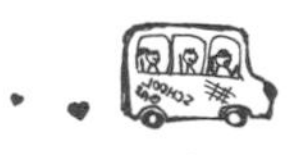

13 驚魂一日遊

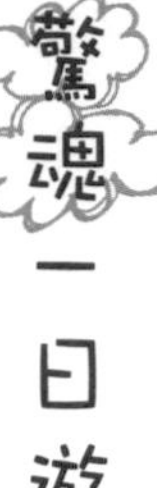

平常脖子清早總是和左鄰右舍的媽媽們一起到社區的公園裡跳土風舞做早操，大家動動筋骨、說說笑笑展開充滿活力的一天。

運動完畢大夥兒邊擦著汗水邊閒聊，某位媽媽提議說：公園裡常常有人招攬一日遊，遊覽車加午晚餐每人只要五百元，我們大家也來辦個一日遊好不好？

由於價格相當實惠，當場獲得婆婆媽媽們一致附議。

出遊這一天仍然約在公園集合，總共兩部遊覽車浩浩蕩蕩的出發；大家原本都熟識，車上的氣氛也特別熱絡，唱歌的唱歌、聊天的聊天，一群婆婆媽媽差點把車頂給掀了！不知不覺車子已經進入第一個休息站，司機宣布休息二十分鐘。

二十分鐘之後大家依約會合，但是等大家上車坐定後卻發現車上多了個人，手上拿著麥克風，原來是廠商上車做「工商服務」，推銷些酸痛藥布、酸痛軟膏之類的藥品！大家都覺得壞了唱歌的興緻，心裡不大舒坦！但還是有幾個人掏錢買了一些。

午餐時間到了，車子開進一處販賣保肝丸的場所休息，司機們吆喝大夥兒進到一個有

講台的房間，然後大門便被鎖了起來，後頭的人覺得不對勁，便要求開門讓他們出來，但是任憑如何要求，門就是不開，而且表明要買藥才會給便當吃，大家在氣憤之餘，不管舞台上業者賣什麼東西，合力推擠大門才脫困，脖子被擠在最前面，差點臉都被擠歪了，連午餐的便當也是在眾人鼓譟要求下，才在遊覽車上補發，大家氣都氣飽了，便當也沒幾個人吃完！

下午到過一二個風景區，大家遊興都沒了，除了幾個尿急的下車去找廁所，其餘的都只是懶洋洋的待在車上！

回程時，遊覽車業者聲稱要到某農會經營的餐廳，結果竟又將人載到一家銷售藥品的休息站，有了中午被當成甕中鱉的經驗，大部分人即使尿急也都不敢進門，但是有些年紀較大的人憋不住尿意還是硬著頭皮進去，一進門又被鎖在店裡一個多小時，沒進門的人也不好過，在車上等得肚子咕嚕咕嚕叫，只好到附近便利商店自己買些東西充飢，不少人乾脆自行搭計程車回家！

一夥人出門當了一天的冤大頭，每個人都罵聲不絕！好不容易終於回到公園！下車後脖子正巧撞見提議出遊的那位媽媽，脖子才一張開嘴巴，只見她低著頭三步併作兩步急急忙忙的跑開去了，往後好長一段時間，運動時都看不見那位媽媽的影子。

2008/02/02

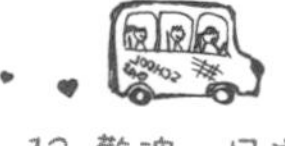

本故事改編自二〇〇六年七月初新聞事件（校外教學強迫shoppingXX社區大學敗興歸）

藥師的叮嚀：

藥品須經衛生署檢驗合格，且由藥事人員在合法藥局販售，千萬不要在夜市、遊覽車、風景區、地攤等場所購買來路不明的藥品！

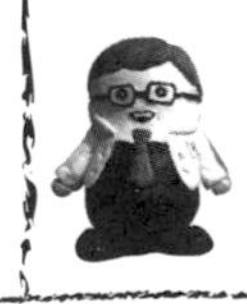

氣力與窟窿

阿德已經是老客戶了，今晚他又來照顧健爸的藥局，採買了一些常備藥品，剛好電視上正在播出政論節目，阿德看著看著也開始發表自己的高見。

對於政治話題健爸一向敬而遠之，只是有一搭沒一搭的虛與委蛇！

這時候剛從工廠加完班的阿龍也從外面進來，阿德、阿龍倆哥兒們是小時一起「匪類」的玩伴，於是哈啦了起來！

阿德：阿龍你下班不趕快回家，急著來健爸這邊報到做什麼？

這時電視上傳來「**明阿載A氣力，今阿日就給你傳便便！**」〈註：明天的體力，今**天先幫你準備好！**〉這句廣告詞，阿龍指了指電視說：來傳明阿載A氣力！每天都要補一瓶，不然那有辦法天天加班！

阿德：這個東西沒這麼神奇吧！我有一些司機朋友也天天喝，但是喝太多好像也會有問題喔！健爸你說對不對？

健爸苦笑著，順便拿來兩種電視常常廣告的商品：沒辦法，廣告的影響力太大了！首

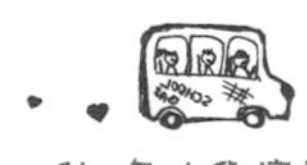

先，不管是要幫你準備「明阿載A氣力」或是要給你「福氣啦」的東西，都屬於藥品，因此不能長期過量使用！否則都會有問題！

阿德：難怪！我有一位朋友說如果喝太多就變成「明阿載A窟阿，今阿日就給你挖便便！」〈註：明天的窟窿，今天先幫你挖好！窟窿：意指墳墓〉

健爸說：到底今阿日就傳便便的是「氣力」或「窟啊」？我們仔細來看看；目前兩大主流品牌的市占率幾乎囊括九成以上！兩種產品衛生署都以藥品管理，屬於醫師、藥師指示用藥，所以坊間檳榔攤、雜貨店販賣者皆已違反藥事法，如遭查獲是會依法罰款的！兩種產品的成分劑量可以說一模一樣，都含中藥抽出液、維他命、咖啡因及酒精，其中酒精含量8%，濃度約爲啤酒的兩倍，所以開車的人也不能飲用。

另外，每瓶咖啡因含量高達300毫克！而咖啡因成人每天如果攝取超過500至1000毫克就可能產生中毒症狀！產品的適應症標示爲：補血、消除疲勞、潤膚、增進食慾、妊娠期及產後營養補給、增加乳汁分泌、維持肝臟正常功能。用法用量：成人每次30至40cc，一日三次餐後服用。

由成分看來，所謂「氣力」顯然是咖啡因給你傳便便的！在咖啡因的作用下，身體當然是亢奮的！於是給了辛勤的勞動大眾「顧肝提神補元氣」的錯覺！上工前、下班後都要顧一下元氣，久而久之心理、生理都會產生依賴！因爲咖啡因及酒精二者都是易成癮物

質，長期使用此類產品的結果，最後都會不知不覺的產生藥癮！

有許多建築界的朋友說：飯可以不吃，但是每天早上不先喝兩杯，就無法上工！

所以幫你準備好的到底是「氣力」或「窟啊」要自己注意喔！

阿龍：我們有時會加米酒或維X力、鮮奶、椰奶、養X多、蘋果X打、X牛……等等飲料一起喝！同事們都說喝這個可以顧肝！

阿德：哎呀！喝少顧肝，喝多顧山啦！

阿龍：顧什麼山？

阿德：亂葬崗上有許多小山，每座山下都有一個人顧著，你不知道嗎！

阿龍連忙搖手說：小山管理員的工作我做不來！

健爸：那就應該少喝爲妙，不然小心閻羅王找你去應徵！

2008/4/4

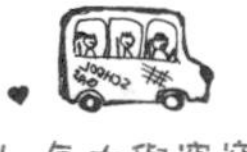

藥師的叮嚀：

提神飲料大多含有興奮物質，不宜長期過量使用，含酒精產品開車或工作中勿用，以免駕駛或操作器械時發生危險。

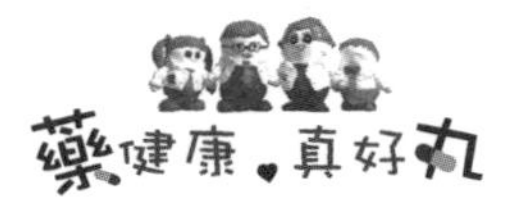

祖傳秘方・阿婆牌藥膏

前陣子社區裡常常出現一台廂型車，車廂兩側掛著同樣的人像，圖中的阿婆沿髮際紮著一條靛藍花布頭巾，雖然滿臉皺紋，但是看起來相當慈祥和藹，如同 國父遺像般，人像旁也寫有兩行字「**祖傳祕方、療效確實。**」

車身兩旁寫滿密密麻麻的廣告字體：頑癬、白癬、牛皮癬、富貴手、胯下癢、香港腳、尿布疹、疔仔、粒仔、臭頭爛耳……，車頂則有一具大大的擴音器不時以高分貝音量播送「……**各種皮膚病，病院醫無效的，阮有祖傳藥方，保證有效，趕緊來買……**」

這天脖子和王媽媽在巷子口閒聊，遠遠就聽到那輛廂型車上「放送頭」傳來的廣告詞，王媽媽停下說到一半的八卦話題拉著脖子的手說：趕快！趕快！陪我一起過去，我要再買罐藥，他的藥膏眞好用！家裡那瓶快用完了！我得趕緊再買！

開車的司機兼老闆用塑膠袋裝著兩瓶藥膏和王媽媽一手交錢一手交貨，老闆笑瞇瞇的收下錢，一邊自信滿滿的誇口他的藥不曾沒效過，王媽媽也在一旁不住的稱讚，眞是一樁主客皆歡的交易！

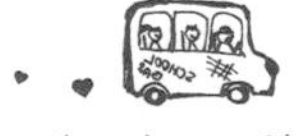

脖子忽然想起老公最近常喊著胯下癢，不時在客廳大剌剌的就摳了起來，爲此兩人還發生了幾次口角！見到王媽媽這麼滿意，脖子也掏錢買了一罐，臨走時又回頭特地和老闆確定了一下是否眞的有效？老闆拍著胸脯跟她保證，脖子才安心的回家去！

當晚脖子見到老公又在胯下施展起五爪神功，於是拿出白天買的藥膏沒好氣的遞給他。爲了避免接下來再引發另一場口角，老公也只好乖乖的擦起藥膏！

接下來幾天果然老公的惡習漸漸不再復發了！脖子心想這個祖傳的藥膏還眞是神奇！

幾個禮拜過去，某天脖子發現老公又故態復萌了！起先她還怪老公沒按時擦藥，沒想到老公說他很認眞的擦了一陣子，原本以爲都好了，但是一停藥就又開始癢，這樣反反復復已經好久了！而且範圍好像愈來愈大！脖子看了一下，發現皮膚已經被抓得紅通通，甚至有些地方還破皮出血！同時也注意到上面有幾個邊緣稍微突起的圈圈，有的已蔓延成一片，這處皮膚好像也顯得比其他地方薄而脆弱！

她覺得不太對勁，決定隔天找健爸好好請教一番！

脖子手上拿著藥膏進到藥局，健爸正忙著，康媽過來招呼她，脖子從頭說了一次故事，然後才不好意思的拿出藥膏來。

康媽接過手看了看標籤之後告訴脖子說：這哪是什麼祖傳祕方?!藥膏的成分是強效類固醇，如果長期使用會造成局部的皮膚萎縮、抑制免疫力，但是它卻能抑制感染及發炎的

症狀，解除泛紅搔癢等不適，讓患者誤以爲病情改善，其實這種掩蓋症狀的情況會使病菌悄悄的擴散，最後反而讓感染更加嚴重！

而依照脖子描述的狀況疑似感染，僅用強效類固醇是錯誤的治療方式，應該尋求正確診斷之後再對症下藥。

脖子聽完之後連連稱是。

康媽叮囑她也要趕緊通知王媽媽停用這個藥膏，以免產生副作用！

2008/03/02

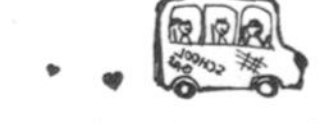

藥師的叮嚀：

藥事法所稱之藥品係指：

一、載於中華藥典或經中央衛生主管機關認定之其他各國藥典、公定之國家處方集，或各該補充典籍之藥品。

二、未載於前款，但使用於診斷、治療、減輕或預防人類疾病之藥品。

三、其他足以影響人類身體結構及生理機能之藥品。

四、用以配製前三款所列之藥品。

市售藥品皆領有衛生署核准字號並標示成分，任何以「祖傳」、「祕方」企圖規避法律者皆是非法產品。

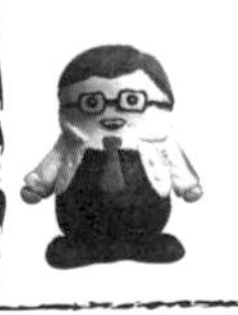

一大早天未亮王媽媽就起床梳妝打扮，匆匆忙忙的出門了，原來是南部的親戚約她一起去參加「凌老師」的免費義診。

話說王媽媽的親戚閒來沒事，「拉吉歐」從早到晚都放在口袋裡全天候收聽，從台語老歌、新聞、政論、講古、命理到賣藥的養生節目，沒一個漏聽，因此也貢獻不少新台幣給好幾個名嘴捧場，聽廣告買來的一堆產品，絕對跟得上電台的潮流！

最近，電台名主持人凌老師正在辦免費義診，王媽媽的親戚堪稱大樁腳，不但自己掏腰包買產品還四處拉人參加，因爲凌老師非但有獨到的「醫學理論」而且又肯發善心，簡直是菩薩濟世的心腸，所以她也本著傳福音的心態廣結善緣！王媽媽就是在她極力邀請之下才勉強答應的！

到了集合的社區活動中心才知道，原來參加的人還眞不少，來了兩部遊覽車呢！大家集合後就浩浩蕩蕩往義診地點出發了。

遊覽車最後進到一處位於鄉間的別墅，不但占地廣闊還有花園造景，入門處鎭著一塊

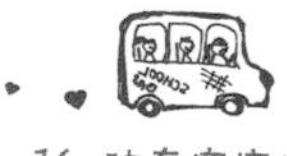

刻字大石，上頭刻著好幾個大官的名字，名字底下還蓋著四四方方火紅的印章，看到這些高官的名字，個個都是有頭有臉的大人物，王媽媽也經常在電視上看到，每個她都認識。

王媽媽心想：認識這麼多達官貴人，這個老師一定很厲害！

本來一顆忐忑的心總算安了下來！

進到別墅裡，牆上掛的又是琳瑯滿目各式匾額，令人眼花撩亂，王媽媽不由得覺得自己卑微了起來！眾人陸續參觀完畢、喝過茶水之後一一就座，然後有一位小姐出來致歡迎詞，說些客套話，緊接著開始介紹凌老師的事跡，以及老師如何起善心、如何發大願……，終於凌老師本尊現身了，現場響起一片如雷的掌聲。

一段感謝的話之後凌老師言歸正傳，開始開示「宇宙光」理論：古時候的賢人告訴我們「天地有正氣，雜然賦流形，下則為河嶽，上則為日星」，也就是告訴我們宇宙中充滿了正面的能量，現在，地球污染太嚴重了，所以邪氣漸漸強盛，導致許多莫名的疾病，以前從來沒有聽過的什麼愛滋、煞死、禽流感、口蹄疫、狂牛症……現在一個個都冒出來了，很多病連醫生也束手無策！這是為什麼？這是因為沒有找到根本！

其實這些病的根本原因是邪氣旺盛，邪盛則正衰，正氣若不足則百病叢生……！那要怎麼辦？不是吃藥，藥吃多了要洗腎……！預防的根本是要補充我們本身的「正氣」！正氣就是正面的、好的能量！這點古時候的賢人已經告訴過我們，而「光」就是能量，宇宙的光就是正面的、好的能量！……但是，能量不能隨便吸收，不懂方法的人會吸收到負面能量……

凌老師的開示讓台下的聽眾個個點頭如搗蒜，王媽媽也深深覺得不虛此行！

緊接著凌老師開始幫大家義診，教大家透過膜拜能量圖和能量珠配合深吸呼來接收宇宙正面的能量，並教大家彎腰甩手，同時用力咳出穢氣，說這樣就能去邪補正，於是全場開始頂禮膜拜咳聲四起，儀式結束後凌老師要大家閉眼感受，眾人都感受得到氣血眞的活絡了起來！覺得自己正氣充盈，百邪不侵！

義診就在這邊告一段落，凌老師上台感謝大家，並請大家多多推廣與支持他的節目，也因爲老師辦義診都是免費，純作功德，所以老師在電台上推薦的優質產品也拜託大家多多捧場，一起來作功德！

最後，開場的小姐接棒說：今天是免費義診，完全不收費，凌老師還特別囑咐工作人員準備了炒米粉和貢丸湯招待各位，等一下請大家盡情享用，最重要的——剛剛膜拜的能量圖和能量珠工本費結緣價一套五千，對大家的健康有相當大的幫助，數量不多，有需要的麻煩跟櫃台吩咐一聲！

還好王媽媽聰明，搶先到櫃台結賬之後才去吃米粉，否則還不知要排多久的隊！

回家後王媽媽每天對著能量圖和能量珠拜了好一陣子，直到某一天電視新聞播出凌老

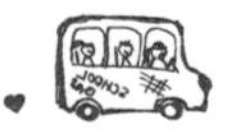

師的花園別墅，畫面上有好幾個警察，還有那塊刻著高官名字的巨石，「凌老師」縮在一旁低著頭不敢面對鏡頭！

後來王媽媽才知道，原來每天拜的「能量珠」只是一顆水泥球！

本故事改編自二〇〇八年二月十八日各大媒體報導資料

2008/02/29

藥師的叮嚀：

江湖術士訛詐牟利的手法層出不窮，華麗的包裝、似是而非的言論、掌握人性的行銷手法最能蠱惑人心，民眾應提高警覺。

17 高血壓，藥不藥？

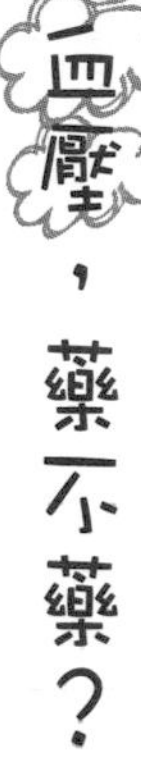

除了少數續發性因素，百分之九十以上的高血壓是找不到原因也無法痊癒的，因爲無法治癒所以被稱作「慢性病」，慢性病的治療需要長期抗戰，而且治療的成果往往是控制而非根治，許多患者在聽到這樣的解說後就降低治療的意願了，認爲反正不會好，幹嘛要吃藥？

其實，高血壓只要控制得當，幾乎可以說與正常人無異。反之，任由血壓長期偏高，則容易造成血管的傷害，導致動脈硬化、心臟血管疾病、腦出血及腎衰竭等嚴重問題，就像是揹著一顆不定時炸彈在身上，何時要引爆不知道！

阿鳳也是個高血壓病號，領有慢性病連續處方箋，明天又到了回院門診的日子，她到藥局央請健爸幫她量血壓！

健爸：130/80還不錯，藥都有照時間吃吧？

阿鳳：有！我已經連續吃三天了！

健爸：妳不是領了慢箋一個月份的藥嗎？怎麼只吃三天！

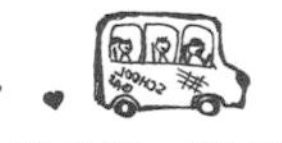

阿鳳有些不好意思的說：我聽人家說血壓藥吃久了會有習慣性，以後不吃就不行了！所以我都是回醫院門診前幾天才吃藥！

健爸：原來妳的按時吃藥是「按照回院門診的時間」吃藥啊！這樣等於是在騙醫師嘛！不可以這樣喔！

阿鳳：我是怕如果沒按時回醫院門診，以後醫師就不開藥給我了！至於平時，我並沒有感覺頭痛或不舒服啊！這樣應該不需要吃藥吧！

健爸：高血壓不一定有自覺症狀，如果以頭痛與否作爲吃不吃藥的依據，這是非常冒險的作法。因爲有些人收縮壓在150mm/Hg時就已經頭痛欲裂，但也有人到180mm/Hg了也沒有不舒服的感覺！

健爸喝了杯水潤潤喉嚨，接著說：巷尾的老黃妳知道吧？他的收縮壓平常總在190上下徘徊，因爲沒有不舒服的症狀，每次建議他吃藥控制他也不放在心上，依然肉照吃酒照喝，最後，終究難逃中風！直到中風前一刻他都還騎著機車要去應酬！結果現在每天都要回醫院做復健！後悔已經來不及了！

阿鳳：可是醫師開了好幾顆藥，我是不是可以少吃一、二顆呢？

健爸：高血壓的治療藥物有好幾大類，作用方式不同，醫師根據病人狀況，有時會併用二種以上藥物，若患者兼有其他疾病，用藥也會有不同考量！如果長期穩定控制，醫師

也有可能視情況遞減藥量，但是切忌自行增減或停藥，尤其像妳這樣就診前才吃藥的情形，會讓血壓劇烈起伏，也容易造成醫師誤判，這是非常危險的作法。

阿鳳：有時候我停藥後隔天量的血壓也還不太高，這樣我可不可以隔天吃一次藥？

健爸：這也許是因爲之前所服用的藥品在體內還沒完全代謝所產生的效果，不能誤以爲沒有吃藥血壓也能維持正常！還是要遵照醫師的處方服藥才能把血壓控制在最理想的狀況。

阿鳳：那麼吃血壓藥到底會不會變成習慣性？

健爸：這是倒果爲因的錯誤觀念，邏輯完全不通！高血壓需要長期服藥的原因是因爲一停藥血壓就會再度飆高，所以須要依靠藥物來控制，而不是服用降壓藥有習慣性！

阿鳳：你這麼說我就瞭解了。

健爸：除了藥物治療，患者本身也有許多需要配合的地方：控制體重、不要飲酒，減低鹽分膽固醇及脂肪的攝取、戒煙、每天規律的運動。

還有一點相當重要——每日固定量血壓並做成記錄表。

因爲詳實的血壓記錄表可以檢驗治療的成果並提供醫師處方時參考；某些病友有「白袍恐懼症」，一見到醫師護士血壓就飆高，這些案例如果僅憑門診時測得的數字作爲用藥依據，就往往會造成治療結果的偏差！所以，規律且持續的監測血壓，對高血壓的治療是

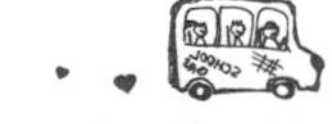

相當重要的一環。

阿鳳：哎呀！以前我都聽一些三姑六婆胡說八道，差點誤了大事，經你這一番解說，往後我會和醫師好好的配合！

健爸：高血壓的治療，病人本身的病識感與遵醫囑性是治療結果成敗的關鍵因素，所以妳自己一定要有正確的觀念，家屬也要從旁給予支持，並在飲食、服藥及生活作息上多多幫妳留意！唯有醫、病、家屬三方的良好溝通與耐心配合，才能避免中風癱瘓這種一人生病全家受累的悲劇發生！

藥師的叮嚀：

某些民眾擔心長期使用降壓藥會有副作用，其實血壓控制不良引起的中風、心血管負擔、腎損傷等等副作用更大，高血壓病友切勿輕信謠言以免耽誤病情。

WHO公布之高血壓定義與分類　2008/4/5

成年人之血壓分期		
血壓分類	收縮壓（毫米汞柱）	舒壓（毫米汞柱）
理想血壓	小於120毫米汞柱	及小於80 毫米汞柱
正常血壓	小於130毫米汞柱	及小於85毫米汞柱
正常但偏高	130-139 毫米汞柱	或85-89 毫米汞柱
高血壓		
第一期	140-159 毫米汞柱	或90-99 毫米汞柱
第二期	160-179 毫米汞柱	或100-109 毫米汞柱
第三期	大於=180 毫米汞柱	或大於=110　毫米汞柱

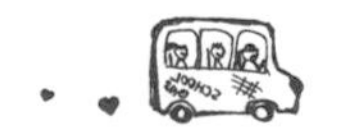

18 仙丹？毒藥？類固醇！

小麗長期為過敏性鼻炎所苦，噴嚏常常一打就連續好幾個，眼睛不時淚汪汪的、還掛著兩輪黑眼圈、時常阻塞不通的鼻子也讓小麗工作無法專心，這造成她非常大的困擾！在經過一段時間的治療後，醫師處方了一瓶類固醇鼻腔噴劑給她使用以便控制病情，避免因過敏性鼻炎所產生的症狀影響了她的生活作習！

小麗使用之後覺得病情控制得不錯，症狀改善了很多。剛好藥也用完了，便拿著空藥瓶到藥局打算自己購買一瓶繼續使用，順便諮詢一下還有哪些應該注意的事項？

小麗：健爸你幫我看看這個藥，我想再買一瓶。

健爸看過之後說：這個是鼻腔局部使用的類固醇，一般用在治療過敏性鼻炎，不過這個藥健保有給付，妳可以請醫師開立慢性病連續處方，憑處方可以免費來領藥，不必自費！

小麗聽到之後露出不可置信的表情：類……固……醇……！醫生竟然給我用類固醇，怎麼可以這樣！

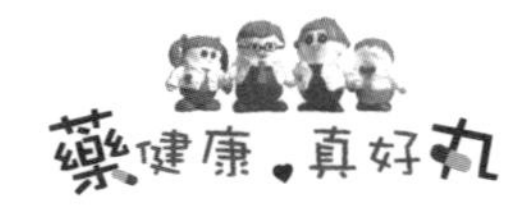

健爸知道遇到的又是一個典型的「類固醇恐懼症」，於是嘗試著和小麗溝通。

健爸：我可以理解妳的反應，一般民眾在聽到類固醇時，腦海裡浮現的印象幾乎等同於毒藥！畏之有如蛇蠍！但是這種片面的認知會讓醫師在治療時增加不少困擾！

小麗：類固醇不就是美國仙丹嗎？這種東西不是會產生很嚴重的副作用嗎？

健爸：其實，稱類固醇為「仙丹」並不為過，臨床上類固醇的適用範圍之廣，療效之立竿見影，幾乎無出其右者！舉凡注射劑、口服液劑、錠劑、外用軟膏乳膏、洗劑、噴鼻劑、點眼劑、栓劑幾乎都見得到它的身影，近代西方醫學如果沒有抗生素與類固醇這一顆「仙丹」，大概得丟掉半壁江山！連一些不法的中藥有時都難免要尋求它的加持，類固醇的魅力由此可見一斑！

類固醇正式的名稱為：腎上腺皮質荷爾蒙，顧名思義它是由腎上腺皮質所分泌，在正常生理狀態下，人體每天會透過腦部下視丘→腦下垂體→腎上腺皮質的系統分泌適量類固醇來維持生理運作，這個系統由一套自我調控的機制來調節分泌量，當此一機制受到破壞干擾時會導致腎上腺皮質的分泌失常，人體便隨之陷於疾病狀態！由此可知內生性類固醇也是健康上不可或缺的物質！

小麗：眞的呀！我一直以為類固醇是一種禁藥呢！

健爸：類固醇的生理作用非常廣泛，因此在臨床治療上被大量運用，其適應症包括：

過敏、蕁麻疹、脂漏性、接觸性、神經性、異位性皮膚炎、關節炎、過敏性結膜、角膜炎、氣喘、全身性紅斑性狼瘡、乾癬、過敏性鼻炎、圓禿〈鬼剃頭〉、癌症之輔助治療……族繁不及備載，甚至SARS來襲時，類固醇也是主要治療藥物之一！可見美國仙丹的稱號不是浪得虛名。

小麗：那為什麼常常聽到因為使用類固醇而產生傷害的例子呢？

健爸：那些案例大多是因為不當使用而造成的，很多甚至是不法藥商違法添加的，在這種情況下當然很容易會有出乎原本預期之外的副作用產生！但是如果配合專業人員的指示使用，類固醇仍是治療疾病的利器，無需因噎廢食。

小麗：原來如此！那我之前算是誤解了！

健爸：當然啦！人無完人，藥品更是如此，縱使是仙丹也有副作用，類固醇的副作用大多是因為長期使用而引起的。

其中最為人熟知的就是因脂肪重分佈引起的月亮臉、水牛肩及留鈉排鉀作用引起的水腫，其他還有高血壓、骨質疏鬆、血栓、壞死性血管炎、胃潰瘍、傷口不易癒合、皮下脂肪萎縮、皮膚萎縮變薄變脆弱、紫斑及瘀血、多毛症、長粉刺、長青春痘、抑制兒童生長、高血糖、青光眼、骨頭壞死、肌腱破裂、感染……同樣是族繁不及備載！如果不當使用，仙丹甜蜜的糖衣下包裹的就會是副作用的苦果！

小麗不停的點頭表示認同。

健爸：其實，類固醇就像一把菜刀，在廚師的手中這把菜刀可以揮灑自如，料理出一桌好菜；但如果菜刀被小朋友拿去當玩具或是落入歹徒之手，結果當然不堪設想！

一般民眾該做的是把刀交給專業的人，自己別亂玩刀、避免刀被歹徒拿去作亂，剩下的就是等著好菜上桌了！

同樣的，面對類固醇，就是把它交給專業的醫療人員，自己別充內行亂吃藥，避免使用來路不明的不法藥品，剩下的就是等待治療結果的呈現！這樣才是明智的用藥態度！

2008/4/24

藥師的叮嚀：

類固醇並非毒藥，有時還是救命的靈藥，臨床上有其重要性！類固醇的使用時機應該交由專業醫師判斷，不需非理性的過度排斥！一般民眾不要購買來路不明藥品，以免誤用而不自知！

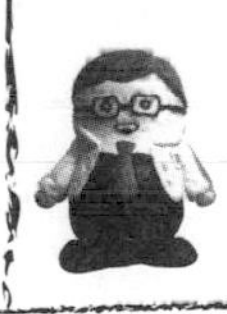

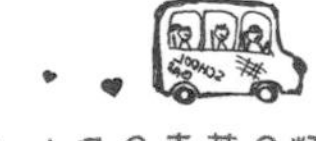

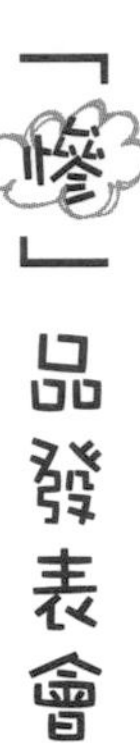

平常和脖子一起在公園做早操的阿菊已經好幾天沒看到人影了，早上脖子逛菜市場時遠遠看見阿菊，趕緊跑過去跟她打招呼，一問之下才知道原來她婆婆生病住院，現在還在署立醫院洗腎！

脖子被嚇了一跳，直呼不可能！阿菊的婆婆雖然有點年紀，不過身子還算硬朗，常常見她到處走動，怎麼突然就住院洗腎了呢?!

阿菊重重嘆了口氣：唉！說來話長！

原來，阿菊婆婆平常和幾個老伴常常聚在一起天南地北的聊，不知道哪時起，隔壁社區大樓底下來了一團賣藥團，每星期固定三天舉辦產品說明發表會，神祕兮兮的、鐵門又常常關著，起初也沒幾幾個人注意到。

但是歐巴桑之間口耳相傳，很快大家都知道了，而且經過訊息交流之後，一、三、五在社區樓下，二、四、六在菜市場口有另外一團，歐巴桑們的生活突然充實了起來！原本大家聚在一起閒聊，後來是每天相約參加產品發表會，反正閒著也是閒著，大夥去那邊聽聽「健康新知」瞭解一下「血濁」、「筋路不通」的知識，以免「血筋爆掉」！大家都覺得很有收穫。

而且，會場的服務小姐一會兒「伯母會不會冷」、一會兒「阿婆喝茶」，嘘寒問暖親切得不得了！簡直比家裡的兒女孝順！最重要的是每次賣藥團的專家都會送獎品，因此每個人家裡都領了一堆免費的麵線、臉盆、洗碗精和麵條……。

這樣不知道經過幾個禮拜，每次會場都塞爆了人，有些人慢慢也買些自己需要的「X精」、「XX素」。

免費的贈品拿久了，大家都覺得不太好意思！而且小姐親切、產品解說又詳細，不時還會跟阿婆撒撒嬌，阿菊婆婆後來也捧場了一組「治酸痛、顧筋骨」的「千年骨精」！一組兩瓶，本來想先買一罐吃看看，但是專家說要吃一組才有效！而且一罐一萬五千元、一組兩瓶特別優待兩萬四千元！

婆婆就這樣不知吃了幾組，阿菊和老公也曾勸她來路不明的藥別亂吃，但是老人家不相信，還說：專家和那麼親切的小姐怎麼可能會騙人？

她反而認爲晚輩不關心她的身體，只是不捨得那些買藥錢！從此之後也不和晚輩們提這檔事了，反正手頭上還攢著些老本，就自己偷偷買來吃！直到最近臉越來越圓、身體越來越腫，才被兒子送進醫院，檢查完，醫師就說要洗腎住院了！直到現在家裡還剩著兩瓶藥！

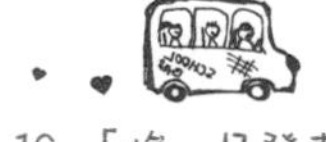

脖子聽完之後眉頭深鎖，半天說不出話！

阿菊接著忿忿不平的說：最可惡的是人已經住院了，東西拿去退貨還退不成！一會兒說要主管來才能決定、下次又說要等經理來！分明就是刁難！

脖子：後來呢？

阿菊：後來我一氣之下報了警，警察會同衛生局直搗發表會場！藥政課長當場告發，他們才肯退錢！

阿菊婆婆的事經過脖子宣傳之後很快就鄰里皆知，另外一場發表會在聽到風聲後隔天就關門大吉逃之夭夭了！不過，幾天後一些老媽媽碰面，一邊惋惜著阿菊婆婆卻一邊開始懷念起那一段「充實」的日子和那些比女兒親切的服務小姐！

2008/02/03

本事件改編自台中市衛生局食品藥物管理科陳淑惠科長口述資料

藥師的叮嚀：

遊牧藥商無孔不入四處流竄，政府取締不易，民眾自己應有所警覺，勿因貪圖小利而落入不法商人預設的陷阱！

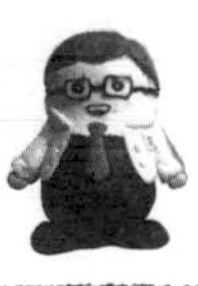

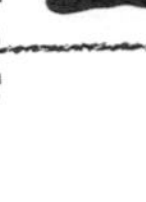

今天是脖子的哥哥，「藥師丸下巴」的長子娶媳婦的大日子，藥師丸家族可說是全員出動！中午，「下巴」設席飯店大宴賓客。

宴罷，他帶著七分醉意硬是拉著幾位至親再回家裡續攤，打算在自己的地盤盡興暢飲一番！

回到家裡，眾親友聊天喝茶、唱歌飲酒，氣氛相當熱絡，下巴看著滿堂歡笑、高興著兒子今天完成了終身大事，自己也了了一樁爲人父母的心願，心中眞是有說不出的喜悅。

「人生得意須盡歡！」下巴起身告訴諸親友，今天是千載難逢的好日子，他有一件珍藏多年的好寶貝要分享給眾親友。說罷便往儲藏室而去！

話說下巴早在政府開放之前便經常往來於兩岸，所以在大陸各省都曾留下足跡。也該是因緣俱足，某一次他出遊到東北，經過當地人介紹，來到一個獵戶家裡作客，席間大家相談甚歡，獵人表示前些日子他在山上獵得一頭長白山的老虎，並說這種東西已經快絕跡了！虎皮虎骨他都給賣了，只剩下一支虎鞭，於是就拿出來給下巴長長見識！

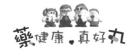

獵人一邊把玩一邊將東北虎如何稀有難得、如何全身是寶、古時是上貢珍品、尋常人無緣得見云云，東拉西扯誇讚了一回！再強調了一番虎鞭的神效，又說了些傳聞中某王某帝用後的宮廷軼事云云！下巴聽得心動不已，恨不得自己也能有一支這樣的寶貝。

獵人看穿了他的心思，假意的說：這玩意兒原本打算留下來作個傳家之寶，但是今天能遇到您這麼知己又識貨的朋友，也算因緣殊勝，古人說「士爲知己者死」，今天縱有萬分不捨，我也不能讓遠來的好友失望！您說是吧！

一番話讓下巴感動不已，當場花了數萬人民幣重金酬謝！

回到台灣，下巴又花了好幾萬新台幣到中藥房抓了一帖補藥，裡面有人蔘、鹿茸、海馬、蛤蚧……什麼溫補腎陽、滋養腎陰、大補元氣的藥材不下數十種。回家後又加上幾十瓶金門高粱，然後才用膠布一層層仔仔細細封存起來。

算一算光這一甕集兩岸三地精華的寶貝，下巴就砸了數十萬新台幣！

下巴小心翼翼的把這一罈寶貝給請了出來，鄭重其事畢恭畢敬的拆下膠帶，只差沒再翻翻農民曆挑個吉時方位！

一拆封果然藥香味撲鼻，坐在酒甕旁的幾個人忍不住深吸了一口氣，彷彿怕那已經逸入空氣中的「補」氣被浪費了！

下巴叫脖子到廚房拿湯杓來，準備把虎鞭撈出來讓大家也長長見識！他頗費了一番工

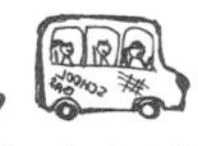

夫在藥材中翻找，好不容易才讓那虎鞭又重見天日！

這一甕藥酒已經浸了好幾年，但奇怪的是虎鞭依舊硬梆梆直挺挺的屹立不搖！

下巴心想：果然神物，久浸不爛，不失虎威啊！

但是親友中有長者卻說藥材浸酒都要切片，否則泡不出味！於是又叫脖子拿菜刀來。

下巴一向奉行「君子遠庖廚」的古訓，他閃過身讓脖子操刀。

脖子手腳伶俐，說時遲那時快，手起刀落……但是那寶貝卻狡黠的滑了開來！

在這千鈞一髮之際，脖子左邊使了個龍抓手、右手耍了招千人斬！——縱然是長白山上白額虎，也叫牠哀歎今遇女武松！

那寶貝應聲斷成二截，一半擒在脖子手上，一半飛入親友之間！一位長輩撿起來端詳了半天，冒出一句：怎麼我看起來像是塑膠!?

此話一出口，當場語驚四座！眾人面面相覷，紛紛傳閱！

下巴更是有如晴天霹靂！搶過脖子手上那一半，他又捏又敲又打！臉上表情從驚訝到發怒轉羞愧！頓時酒意全消！

2007/12/11

藥師的叮嚀：

中醫「補」的概念是身體某一部分機能不足時，經由藥材的調理讓身體回復到正常狀態，並不是亂補一通；至於動物性的補品，在古時候肉類來源匱乏之時有它的實際意義，但是以現代人的飲食內容而言，肉食普遍都已攝取過量，實在沒必要再刻意的蒐羅珍禽異獸來進補了！這樣做非但達不到「補」的原意，反而會增加身體的負擔！

此外，許多動物性藥材都已列入保育類而禁止使用，民眾應該留心，以免觸法！

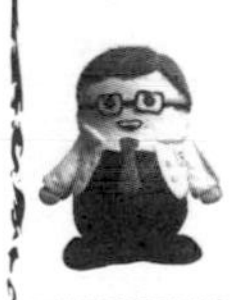

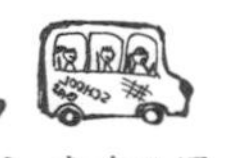

寒夜客來「藥」當茶

根據國際醫藥服務公司統計，台灣人一年喝掉八億元感冒糖漿。以每瓶單價廿元計算，一年至少喝掉四千萬瓶，也就是平均一天喝掉十一萬瓶感冒糖漿。喝感冒糖漿的現象在某種程度上應該也稱得上是台灣奇蹟了吧！

感冒糖漿到底有多麼氾濫？非社區藥局藥師恐怕難以體會！

回想當時健爸初出茅廬，藥局剛剛開業，遇有喝感冒糖漿的客人總是會本於藥師職責，苦口婆心不厭其煩的好言相勸。

後來健爸的不厭其煩漸漸的卻引起客人的不耐煩，直到一天有位老阿伯對健爸說：少年耶！麥黑白講話，恁爸少年喝到老喝了二三十年，即嗎毋是勇健健！

罵得健爸狗血淋頭、無話可回，甚至一度還開始懷疑醫學院裡教授教的一堆藥學理論是否與現實脫節？

社區裡有一位歐巴桑——罔市，幾乎是每日照三餐到藥局報到，她一天來三次，每次喝一瓶感冒糖漿。

剛開始健爸勸她少喝爲妙，她卻說：沒辦法，我今年六十多了，打從十幾歲年輕時在工廠當女工起就喝到現在，有一次大病在醫院住院，藥癮犯了，用肩膀扛著點滴架也硬是要出來外面買個幾瓶回醫院喝，你看我有可能戒得掉嗎？

說完咕嚕咕嚕當場又解決一瓶！

健爸開玩笑問她：萬一哪天藥廠倒閉了怎麼辦？

罔市瀟灑的說：那我就隨它一起去！

健爸除了苦笑也只能搖搖頭！

阿吉伯也算資深「飲者」，他常說：我喝過的藥水空瓶，你用三台拖拉庫都載不完！言語中還透露著幾分自豪！

阿吉伯每次購買都是以十瓶爲單位，不同品牌各買十瓶。有一次健爸提醒他喝太多會產生毒性而且會成癮，他卻說喝固定一種品牌才是成癮，換來換去就不叫成癮！讓健爸有理也說不清！

由於阿吉伯的購買次數相當頻繁，健爸相當好奇！探聽之下才發現一個令人驚奇的內幕！原來他們同一群的三五個好朋友幾乎都已成癮，所以「以藥當茶」，感冒藥水成了招待來賓的飲料，冬天沖熱開水，夏天先冰涼，人手一瓶！

其實市面上的綜合感冒糖漿所含成分大同小異，一般都是解熱鎮痛劑、抗組織胺、鎮咳劑。其中以解熱鎮痛劑Acetaminophen爲指標成分，Acetaminophen就是市面常見名聲響亮的止痛藥，但是一般止痛藥的劑量一粒是五百毫克，感冒藥水一瓶60C.C.動輒九百毫克，而且「藥水族」總是仰頭一飲而盡！遠遠超過建議劑量！

Acetaminophen——對位乙醯氨基酚，一般建議成人連續使用勿超過十天，最多每日勿超過四克，飲用酒精飲料者勿超過二克。

學理上，對位乙醯氨基酚在服用後半小時至兩小時間達到血中濃度高峰，但是有些人才剛喝完藥水就覺得已經好很多了，因此，心理依賴也是感冒藥水成癮的因素之一！

對位乙醯氨基酚的代謝百分之九十八在肝臟，代謝後幾乎百分之百由腎臟尿液排出體外，當急性或慢性過量時，肝腎無法負荷就會產生中毒現象，甚至引發肝腎衰竭、壞死！

副作用包括：過敏、黃疸、溶血性貧血、白血球及血小板不足、低血糖性休克等等。

感冒糖漿中的其他成分抗組織胺、鎮咳劑等也各自有其副作用，尤其咖啡因也是造成成癮的重要成分。

依照二〇〇六年美國腎病資料登錄系統（USRD）的統計，台灣尿毒症發生率爲世界第一，盛行率則爲世界第二。而台南市爲各縣市中盛行率最高者爲（每百萬人口2355人），發生率最高者則爲台南縣（每百萬人口488人）。推測其原因，藥物濫用是一個相當關鍵的因素！

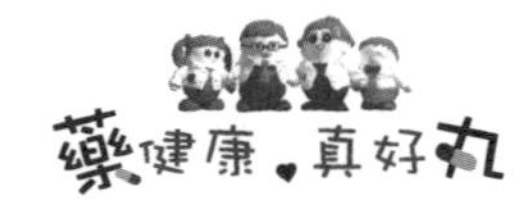

健爸的客人中，最誇張的曾有一天喝下十瓶感冒藥水的！這些人不可避免的都將成爲洗腎患者的最佳候選人！

2008/4/17

藥師的叮嚀：

感冒藥水是勞工階層相當普遍的用藥，因為它有便宜、方便、有效、口感香甜的特性，加上廣告的推波助瀾，親切而深入人心，也因此讓人失去戒心，在不知不覺中成癮。

然而藥是一把雙面刃，終究有其危險性，消費者不可不慎！

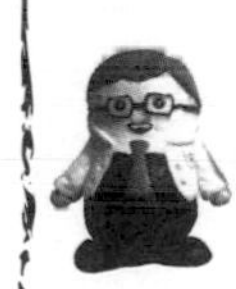

猜猜看，「藥」不得

老李是附近各醫院的常客，而且他還自己幫醫院做了市場區隔，神經痛在A院看、高血壓到B院求診、感冒則在C診所治療。從不同醫院拿回來一包又一包的藥，有時連他自己都搞不清楚，家人更是沒人插得了手！

晚輩們看著擺滿床頭櫃的藥，覺得這樣下去不是辦法，萬一吃錯藥，治病不成反而吃出病來就糟了！於是逼著他把藥整理出來，小李陪著他一起到藥局去問藥師！

剛好康媽在藥局，老李把花花綠綠、各形各色的藥丸藥包鋪滿一整桌，有些只是一顆顆藥丸、有些還包在藥包裡。

老李說：康媽呀！今天要麻煩妳一件事，幫我看看這些藥是作什麼用的，我都給搞混了！

康媽大致將眼前堆積如山的藥分門別類一番，還有成分標示的一一爲老李解說，也要求小李幫忙注意並記錄下來。至於其他單顆無包裝的藥丸和一些花花綠綠、好幾顆包成一包的藥包，康媽表示她也無從得知成分！

老李訝異的說：康媽！妳是藥師耶！不是應該每一種藥都認識嗎？

一旁的小李也露出疑惑的表情。

康媽：沒錯！基本上藥師是對各大類的藥物都有瞭解，但是對於形形色色單顆藥物的辨識，如果沒有其他資訊佐證，恐怕沒有一位藥師能夠全部認識！

聽康媽這樣說，小李更不明白了！他想像中的藥師應該只要一眼就可以認出藥品，然後像算命師一樣鐵口直斷，將藥品治什麼病、有什麼副作用都如數家珍！他覺得如果藥師不認識藥，怎麼能叫專業？

康媽知道他們的疑惑：藥廠有成百上千家，藥品也成千上萬種，單單一種藥，每一家藥廠生產出來的劑型、顏色、形狀都不相同，以電視上常廣告、大家最熟悉的止痛藥爲例，有些藥廠設計爲長錠狀〈caplet〉，有些製成圓錠，有些是卵形……，顏色上又有白色、淡黃、深黃、粉紅……所以光是同一成分的藥，市面上各形各色不同的面貌可能不下百種！一個藥有這麼多不同的面目，任何一個藥師都不可能全部熟識！

再以藥名來說，Acetaminophen在台灣以普拿疼〈PANADOL〉爲名，但是同一成分，其他地區可能以斯肯諾〈SCANOL〉或泰利諾〈TYLENOL〉較爲知名，不知情的消費者常常一頭霧水，以爲是不同的藥品，事實上，它們卻都是同一成分的藥物。

其實一個藥通常會有一個化學名、一個學名、無數個商品名，有些藥品還會有數字代號或其他俗名〈如RU486、FM2〉，再以普拿疼爲例，它的化學名爲N–Acetyl–P–Aminophenol〈中文：N—乙醯對位氨基酚〉，學名Acetaminophen〈乙醯氨酚〉，此外還有商品名不下百個。

一般而言代號或化學名多在實驗室使用，學名則是一般公認的藥品名稱，至於商品名，每一家藥廠都會爲自家出產的藥物再取一個自認響亮的名字，因此，同一個Acetaminophen可能會被叫做普X疼、斯X諾、泰X諾、止X疼、拿X痛！翻開常用藥品手冊，光光Acetaminophen這個成分就有一百多個名字，如果再加上複方成分，簡直就無法計數，哪個藥師能全部記得才眞是有問題呢！

經過康媽的一番解釋，終於讓老、小二李消除了頭頂上的一堆問號。

老李說：那我這些放了好幾個月又沒有「身分證」的藥該怎麼辦！

康媽笑著說：那就有勞您回去把它們的「身分證」找出來，否則我就要依《不明藥物處理辦法》把他們都拘留在——廢棄藥品回收箱了！

小李：那樣也好，免得我爸吃藥老是用猜的，他吃得糊裡糊塗，我們看得心驚膽顫！

康媽：老人家身體各部的機能漸漸退化，免不了都有病痛纏身，因此多重用藥也是常見的狀況，晚輩們應該多用一份心，隨時留意長輩的服藥情形，遇有用藥問題應該諮詢藥師或回院求診，這樣才能穩定控制病情！

另外，衛生署規定藥袋上必須標示十三個項目，包括：病患姓名、性別、藥品商品名、藥品單位含量與數量、用法與用量、調劑地點的名稱、地址、電話號碼、調劑者姓名、調劑日期與警語及三項建議標示項目，主要適應症、主要副作用及其他用藥指示，所以各醫院發藥都會附有藥品明細，民眾應該與所領藥品一起妥善保存，自購的藥品或保健食品應該保留外包裝並原瓶保存不再另外分裝。

至於久存或者已經忘記成分作用的藥物則勿再服用，這樣才能讓所有用藥資訊清清楚楚，萬一出現問題也才能快速提供醫師參考！

最後還有一點——千萬不要再拿這種不明藥物到藥局考驗藥師了，對於這一類來歷無法確定的藥品，縱使藥師心中有八成把握，也不敢貿然回答，畢竟「藥即是毒」，藥能治病也可致命，萬一誤認，這可是關乎人命的大事啊！

小李不好意思的說：遵命！

2008/4/18

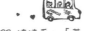

藥師的叮嚀：

藥品領回後須與藥袋一同保存，藥袋上有藥品相關資訊以及調劑訊息，萬一用藥出現狀況也能立即提供資料以便其他醫師參考！

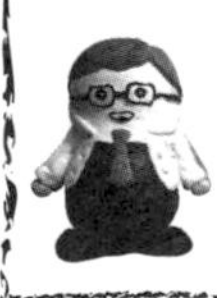

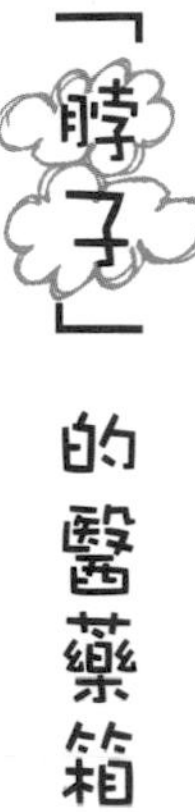

「脖子」的醫藥箱

又到禮拜天，脖子的老公出差去了，留下她自己苦守寒窯。今天她才發現，原來閒久了也會令人發慌！於是她撥了通電話給康媽，邀她帶小平子、小安子一起過來包餃子，剛好康媽也沒事，就一口答應了。

電鈴響時脖子已經準備好餡料和餃子皮，開門前就已聽到兩個小傢伙在門口嘰嘰喳喳，康媽還提了一袋水果過來，小平子手上拿著他心愛的空椎魚龍模型玩具。

脖子小小的作弄了小平子：你是要把空椎魚龍帶來送給姑姑嗎？唬得他急忙把玩具掩到身後說：沒有！

入門洗過手後大人就開始包水餃了，兩個小朋友也在旁邊七手八腳湊熱鬧，連小平子都把空椎魚龍給晾在一旁了！大人邊聊邊包、小朋友邊包邊鬧，不知不覺也已經包了一大盤，脖子把餃子下了三分之二到鍋裡，剩下的一些準備讓康媽帶回家煮給健爸當晚餐！

吃過餃子後脖子說：我去切點水果來吃。

康媽：那我整理一下桌面！

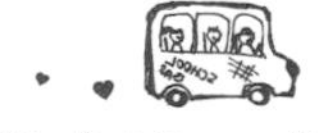

脖子：看看小朋友要不要看卡通！

康媽：不用，沒關係！小平子有空椎魚龍就搞定了；小安子愛塗鴉，我拿個紙筆給她就好！

於是大小四人就各忙各的了！

小平子抓著他的空椎魚龍當成超人，從客廳飛到餐廳，再從餐廳飛到廚房，就在他要從廚房起飛時忽然聽到脖子「哎呀！」慘叫一聲！害他嚇了一跳。

接著聽到小平子叮叮咚咚的邊跑邊喊：媽咪！媽咪！脖子姑姑流血了！

原來，脖子不小心被水果刀給切傷了！她趕緊壓著傷口到客廳請康媽拿出電視櫃下的急救箱幫自己包紮！

脖子打開急救箱發現裡面眞是琳琅滿目、色彩繽紛啊！除了ＯＫ繃、紗布、繃帶、紙膠外，還有藥粉、小護士藥膏、優碘、雙氧水、紅藥水、黃藥水、紫藥水、碘酒……！

小安子在旁邊看到說：哇！好多顏色，好漂亮喔！可以畫彩虹耶！我要！我要！

說完卻挨了康媽一記白眼！

康媽邊消毒邊問脖子說：妳的醫藥箱內容眞豐富！我都眼花撩亂了！這麼多東西平常妳都怎麼用？

脖子：不一定耶！拿到啥就塗啥！

康媽看了看：妳這邊很多東西都過期了！我來幫妳整理一下好了！

首先，康媽拿起一瓶——ＸＸＸ藥粉問妳用這個噴傷口嗎？

脖子：對呀！電視上說消炎止血很有效啊！

康媽搖搖頭說：那是錯的，正確的傷口護理不建議使用消炎粉，因爲傷口一旦撒上消炎粉，很容易形成痂皮，從外表看傷口是乾了沒錯，但是在硬硬的痂底下卻常常有發炎積膿的情況！到時候不掀開痂皮把膿清掉又不行，硬要掀開又怕痛，那就更麻煩了！

而且，最近的傷口照護觀念建議保持創傷面的清潔與濕潤，因爲適當的水分可以幫助肉芽組織增生，有利傷口修復！用了消炎粉之後反而不利癒合！

脖子：啊！我又誤信電視廣告了！

康媽又拿起一瓶小護士藥膏問：這個妳也用來擦傷口嗎？

脖子：難道這個也不行嗎？

康媽：在台灣這個東西幾乎被拿來濫用，擦傷、燙傷、刀傷、蚊蟲咬傷都要呼請——小護士出面，但其實它只是加了樟腦、薄荷、止痛劑的凡士林，不具殺菌效果，萬一傷口消毒不完全，塗上這個東西之後剛好提供一個適合細菌生長的環境！

脖子：這些紅紅綠綠的藥水呢？

康媽：其實這一堆藥水大部分都用不著，黃藥水、紫藥水等染料類抑菌劑除了會效果

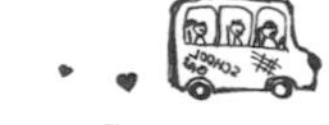

不佳之外還會讓皮膚染色，現在已經淘汰不用了。

紅藥水則含有重金屬──汞，也被淘汰了。

碘酒的刺激性太強，會造成傷口疼痛，也很少使用！

甚至連雙氧水都只有在比較髒的傷口消毒時才用！

平常的小外傷，優碘應該就夠用了，頂多再保留一瓶雙氧水，其他的都可以丟到藥品回收箱了！

至於較深需要包紮的傷口可以再塗抹殺菌藥膏，一則保溼殺菌，同時可以避免敷料沾黏傷口，造成換藥時的困擾！

脖子：這樣會不會太簡單了？

康媽：這樣就夠了！甚至有人認爲消毒劑會傷害肉芽組織，主張傷口只要用生理食鹽水徹底沖洗乾淨就可以了！

脖子笑著說：想不到現在連擦藥都流行「極簡風」！

康媽：妳坐著休息，順便用手壓迫一下傷口避免再流血，水果我來處理！

2008/04/29

藥師的叮嚀：

傷口護理的原則是清潔無菌，各種類型傷口有不同護理方式，應該請教醫藥專業人員意見。自我護理時應慎選外用藥品及敷料，以免傷口感染惡化！

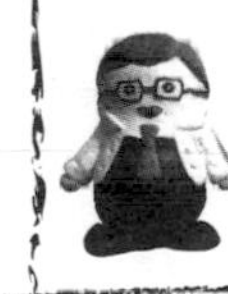

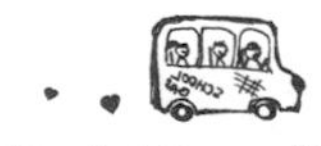

24 魚油、魚肝油，兩者大不同

這天是星期日，小芬和幾個同事聚餐完畢，在回家的路上經過藥局，她才忽然想起今天出門之前媽媽交待要買一瓶魚肝油，還好臨時又記起，否則回到家又免不了媽媽的一頓嘮叨，於是趕緊把機車調頭騎回藥局。

一進門小芬連安全帽都沒脫：健爸，我媽要我來買一瓶魚肝油！

健爸：怎麼了？她眼睛不舒服嗎？

小芬：沒有呀！沒聽她說耶！你爲什麼會這樣問？

健爸：陳媽要妳買魚肝油不是要來保養眼睛的嗎？

小芬：不是耶！她說覺得最近吃得太油，聽人家說要吃些魚肝油來清一清血管耶！

健爸：哇！這個誤會可就大了！應該是她搞錯或是妳聽錯，把魚油和魚肝油混爲一談了！

小芬：不一樣嗎？

健爸：此油非彼油，雖然魚油和魚肝油都是從魚身上萃取來的，但是作用完全不一樣喔！魚油——fish oil、fish body oil大多是以鮭魚（salmon）爲來源，主要含EPA、DHA，順帶一提，近來大爲風行的海豹油——Seal oil，除了EPA、DHA外還強調含豐富DPA；一般消費者指名購買此類產品都以「清血」爲目的。

至於一般人的印象中，吃魚會「頭好壯壯」，這就要歸功於DHA了，因爲它是腦細胞發育及神經突觸形成的重要物質，它在婦女懷孕、授乳期間及嬰幼兒等腦部發育關鍵時期被建議加強攝取，以幫助小BABY的大腦發展與神經網絡的連結。

至於魚肝油——fish liver oil，大多以鱈（鱈）魚（cod）或比目魚肝（halibut）爲來源，富含維他命A與D，消費者多數以保護眼睛，保護氣管爲目的而購買。維他命A又稱視網醇（retinol），是形成視紫質的重要物質，有助視力，能提高眼睛在昏暗光線下的適應能力，故能預防夜盲症、治療乾眼症與結膜炎，還能促進牙齒及骨骼的正常生長、保護表皮及黏膜、調節上皮細胞的生長、防止皮膚黏膜乾燥與角化，抑制皮膚、肺、膀胱及喉頭等癌症。增強抵抗力。建議劑量成年人每日5000國際單位。

而維生素D3在人體的主要生理功能是藉促進腸道自十二指腸及空腸吸收飲食中的鈣與磷之效率，促進鈣質的吸收，增加血清鈣的濃度，進入骨骼，鈣與磷的沉澱即產生骨骼鈣化，藉以維持骨骼與牙齒的健康。故能預防軟骨病。加上適當的陽光照射，人體的皮膚可將體內的7——脫氫膽固醇轉變成活化型之維生素D3，直接利用。建議劑量成年人每日

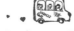

200—400國際單位。

小芬：哇！原來這兩種完全是不一樣的東西呀！

健爸：雖然魚油、魚肝油都是魚兒貢獻出來的，但是兩種油的生理功能相差十萬八千里，魚肝油攝取過量可是會產生蓄積、噁心、皮膚炎、血鈣過高等中毒症狀的，曾經有媽媽每日餵食小朋友數十顆魚肝油膠囊而致產生中毒現象的案例，不可不慎。還有，孕婦懷孕後期，如果要攝取魚油，建議選用不含EPA或EPA較少的產品，避免影響凝血功能！

小芬：我媽老愛在公園聽些三姑六婆推薦東介紹西的！現在也搞不清楚我媽到底要買什麼了！我看還是叫她自己來請教你好，不然吃錯了事情更嚴重！

藥師的叮嚀：

「差之毫釐，失之千里」，購買藥品或保健食品時應仔細詢問，切勿自以為是、道聽途說，以免未蒙其利先受其害！

另外，所謂保健食品，是平常情況或輕微異常時保健身體用的，若身體已經發生疾病狀況還是需要尋求治療，保健食品只能擔任配角，千萬不可過度期待，以免貽誤病情！

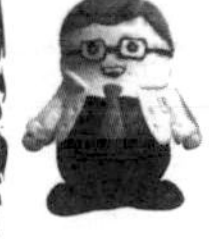

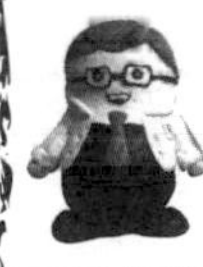

痛風藥怎麼吃？

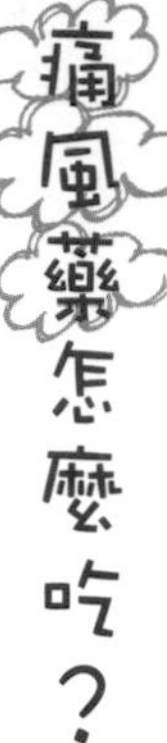

阿忠是脖子老公的堂兄弟，今年不過四十出頭歲，平常也有運動的習慣，身體狀況相當不錯，但或許是家族基因的關係，數年來總是為痛風性關節炎的痼疾所苦，每當關節炎發作就吃幾顆止痛藥，電視廣告裡那些穿白袍的「醫師」也吃這個，而且強調不傷腸胃，所以阿忠覺得這個藥應該很溫和，有時還一天3次、一次吞3顆。

前幾天阿忠因胸痛及呼吸急促，到醫院掛急診才發現已經腎衰竭合併冠心病，醫師說可能是因為尿酸過高和長期過量使用止痛藥對腎臟造成的傷害，雖然搶救之後保住了一條小命，但現在必須每周洗腎3次。脖子和老公前天才去探病！

脖子曾經聽健爸說過：「痛風可能和遺傳因素有關」，自己的老公又常常需要應酬，之前曾經急性痛風發作過一次，抽血檢查也發現尿酸值過高，但是自從那一次發作過後好像也沒再有什麼異樣，所以也就不把它放在心上，這次阿忠出了這麼嚴重的問題，讓脖子心頭發慌，覺得此事非同小可，不能等閒視之！因此又到藥局請教健爸。

脖子經過一番前情提要之後說：看到阿忠那麼壯的身子忽然間就病懨懨的躺在病床上

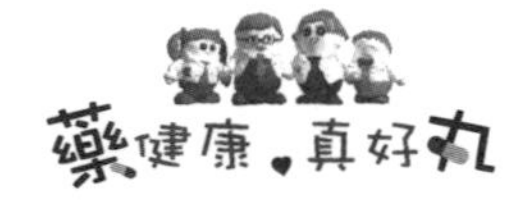

洗腎，還眞教人無法接受！又想到他們家族裡好幾個堂兄弟都有痛風的毛病，心裡頭就發毛！

我家那老頭尿酸太高，每次要他吃藥，他就說：又不痛不癢，沒事為什麼要吃藥？吃東西注意點就可以了！

健爸，眞的是這樣嗎？

健爸說：眾所周知，痛風是因為血中的尿酸濃度過高所引起，一般而言痛風發作時血中的尿酸是偏高的，但是有時尿酸值偏高卻不一定有發炎疼痛的現象，因為這樣，很多人是疼痛時才吃藥，不痛就以為沒事了！

事實上痛風在臨床上分為四個階段：〈註一〉

第一階段稱為——無症狀高尿酸血症：此時沒有症狀，如果沒有抽血檢查一般不會察覺。

第二階段是——急性痛風關結炎：這時患部會紅腫發炎劇烈疼痛。

第三個階段是——不發作間歇期：這個時候也沒有症狀，很多人會誤以為病已經好了！其實如果沒有治療，血中的尿酸濃度還是過高，雖然不會疼痛，但是對組織、器官的傷害卻持續在發生！

最後一個階段則是——慢性痛風石關節炎：若未經適當治療，病人除了慢性關節疼痛

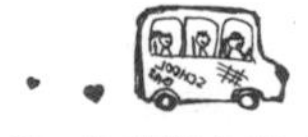

外，也會有尿酸結晶沉積於關節或組織內形成痛風石。久而久之關節的破壞和慢性發炎常會導致關節變形。若沉積在腎臟則會影響腎臟功能。

脖子：照你這麼說，就是不能痛的時候才吃藥，不痛就不理它囉？

健爸：沒錯！

脖子：我家那個老頭子最喜歡不懂裝懂，還跟我說只要飲食控制就好了！

健爸：飲食控制對於尿酸濃度的改善，效果相當有限，根據國際間的研究發現，痛風病人即使嚴格控制飲食，也只能降低很低比例的尿酸值！

但值得注意的是，肉類、帶殼海鮮及酒，還是會增加痛風機率。所以，飲食還是須要控制，但是要把尿酸值控制在比較理想的狀況還是要回歸到藥物治療！

藥物控制除了可以降低痛風的發作，最主要的目的是要避免尿酸結晶在體內堆積造成的各種傷害。

脖子：那藥應該怎麼吃？

健爸：藥物治療前應請醫師抽血檢驗尿酸值，然後醫師會視狀況開立降尿酸藥物，這些藥物並不是止痛劑，所以必須規律服用，不能等痛了才吃藥，而且應該定時監測尿酸值以作為醫師治療時的參考。

某些降尿酸藥物可能會產生嚴重過敏現象及副作用，除了遵照醫囑服藥，也要按時回院檢查，並隨時注意身體變化，若發現異狀應隨時回診！

脖子：這麼恐怖啊！那到底還該不該吃藥呢？

健爸：任何藥物都會有副作用，也都有可能起過敏，但是僅有極少數人會發生，只要多加注意即可，不需因噎廢食！

除了飲食控制與藥物治療，痛風患者也要多多攝取葉菜類等鹼性食物，減輕過胖的體重，但是要避免太過激烈的運動，而且要多喝水，每天攝取量最少達到3000cc，排尿量至少2000cc，這樣才能避免尿酸結晶在體內沉積。

脖子：這樣我就知道該怎麼做了！

2008/4/7

本故事改編自二〇〇八年四月一日新聞事件

〈註一〉痛風臨床病程分期引用自　台灣痛風與高尿酸血症診療指引　蔡嘉哲等

二〇〇七年七月一日第一版　中華民國風濕病醫學會　國家衛生研究院

衛生政策研發中心實證臨床指引平台

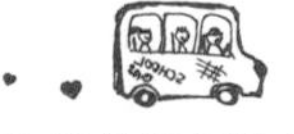

藥師的叮嚀：

痛風病人除了藥物治療，也要注意維持健康的生活與飲食習慣：

勿喝酒，尤其是啤酒等發酵酒類。

每日適度運動，不過度勞累。

維持理想體重不可過胖。

若要減肥，以每月減一公斤為宜，以免組織快速分解而產生大量普林，引起急性發作。

多喝水，每日維持二千CC以上的尿量。

高蛋白食物大多含高普林，避免攝取過多。

少吃高脂肪食物。

勿吃太鹹，鈉可能會促進尿酸沉澱。

勿暴飲暴食或飢餓過度。

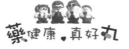

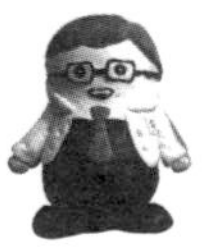

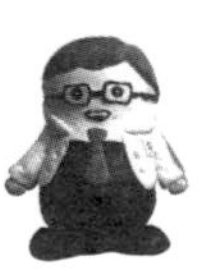

結石！「鈣」毋好?!

某天脖子在雜誌上看到一則新聞：據行政院衛生署國人飲食調查結果發現，台灣人攝取過多的熱量，其他營養素卻攝取不足，呈現營養嚴重失衡，其中又以奶類攝取量最為不足。研究中也發現國人普遍缺乏鈣、鐵、維他命B2，以鈣質缺乏最為嚴重，每個性別年齡層的鈣質攝取僅達建議量50%左右，顯示國人的鈣質攝取不足……。

脖子雖然覺得自己麗質天生、得天獨厚，但終究已是資深美少女，常常聽到電視上說女人要趁早「存骨本」，她覺得是到該存一些本的時候了。但是又聽人家說鈣吃多了容易引起結石，眞是左右爲難！

到了藥局，今天只有康媽在，脖子好奇的問：怎麼沒看到健爸？

康媽：健爸今天去上課！

脖子更好奇了：上課？上什麼課呢！

康媽：上藥事人員持續教育課程，藥師法規定：爲了加強藥師專業知識，確保民眾用藥品質及維護藥師人員執業的權益，更進一步落實醫藥分業制度，所以全國藥師皆應定期

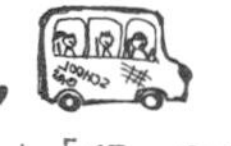

接受藥師繼續教育。所有藥師每六年都需再修滿一百五十學分才能繼續執業。

脝子：哇！當個藥師還眞麻煩啊！

康媽：當然囉！醫藥科技日新月異，藥師當然也要與時俱進，隨時吸收新知，否則怎麼能滿足民眾越來越高標準的要求呢！

脝子：那倒沒錯！對了！康媽！說到這個，今天剛好要來問一個問題！我平常牛奶喝得少，三餐也都隨便吃吃，覺得有需要補充一些鈣質存些骨本，免得老了骨質疏鬆。妳覺得需不需要？

康媽：因爲鈣質對人體的重要性大家都已經知道，所以很多人都有補充鈣質存骨本的觀念，但因飲食習慣偏差、奶類製品攝取不夠、認知錯誤等因素，導致鈣的攝取量不足。像一般民眾都認爲大骨湯是很好的補鈣方式，但是新聞報導卻說：很多家庭主婦會煮大骨湯來幫孩子補充鈣質，根據台大營養科最新的研究，則打破了這個迷思，研究發現，大骨湯的鈣質含量少得可憐，要喝70碗才比得上一杯牛奶，如果要以喝大骨湯來補充一天所需1000毫克的鈣質，至少得喝100碗才行。

脝子：我的天啊！哪來那麼大的肚子！

脝子接著說：但是不管是電視或報紙，所有專家學者的意見每次到最後總是說「均衡的飲食是最佳的營養來源！」就像國慶典禮後總要三呼萬歲一樣！問題是現在這個社會究

竟幾個人能達到均衡飲食的標準，我都懷疑所謂的專家學者自己能不能做到？

康媽尷尬的笑著說：專家學者說的是最理想的方法，但是理想往往跟現實會有差距！均衡飲食無法做到，每天呑兩顆鈣片也是既忙碌又懶惰的現代人常見的補鈣法！

脖子：可是，我又聽人家說鈣吃多了容易引起結石，到底該怎麼辦？

康媽：雖然吃鈣片是直接又方便的方式，但也令許多人既期待又怕受傷害！一方面期待它對身體帶來的好處，另一方面卻也害怕結石造成的傷害！吃太多鈣片會造成結石，這個觀念似乎順理成章！草酸鈣結石的原料就是鈣，阻斷原料自然就無法製造產品！但事實眞是如此嗎？

脖子：難道不是嗎？

康媽：我慢慢解釋給你聽。

首先，尿路結石的種類有草酸鈣、磷酸鈣、磷酸銨鎂、尿酸、胱氨酸結石，有些結石根本與鈣八竿子打不著！

其次，就算不吃鈣片，血中還是有鈣存在，人體血鈣維持在一定的範圍之內，每一百毫升八．八至一〇．四毫克，萬一血鈣不足，身體會自動從骨頭或體內其他「鈣質的倉庫」裡提領，因此，鈣片的攝取不見得是造成結石的絕對因素！

的確，草酸鈣結石占尿路結石的大宗，它成分中的草酸也來自食物，吃下高草酸的食

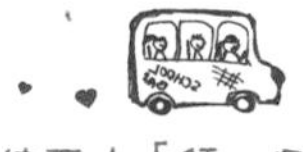

物比較容易形成草酸鈣，進而提昇結石機率！

所以我們做個推論，在草酸攝食量高時增加鈣的攝取，讓草酸鈣在腸道形成然後由糞便排出反而可以阻止草酸被人體吸收，有助預防結石。但是從另一個角度看，鈣的吸收率會因而下降！

脖子：那也就是說要避免結石的話，限制草酸攝取比少吃鈣更重要囉？

康媽：這是一個推論，但還要加上一點：多喝開水以提高溶解度，這樣才能讓血液中的廢棄成分順利排出！

脖子：哪些東西草酸含量比較高呢？

康媽：常見的高草酸食物有：花生醬、茶葉、椰子、咖啡、可樂、啤酒、小紅莓汁、檸檬、扁豆、柑橘、葡萄、蘋果、番茄、韭菜、菠菜、芥藍菜、芹菜、甜菜、秋葵、番薯、無花果、李子、梅子、草莓、腰果、杏仁、巧克力可可、花生、萵苣、芹菜、蘿蔔、蘆筍……。

脖子：還眞多呀！聽說鈣片也有很多種，到底哪一種鈣比較好？

康媽：耶！妳的問題越來越有深度囉！

脖子：嘿！妳還取笑我啊！

康媽：產品的選擇也是民眾另一個常問的問題！其實這個問題不容易回答！端看各人

的需求！

一般而言，大多以價格、來源、含鈣量、吸收率等因素做爲產品選擇的條件。市售鈣片種類繁多，有珠貝鈣、牡蠣鈣、珍珠鈣、珊瑚鈣、碳酸鈣、硫酸鈣、氫氧化鈣、乳酸鈣、氨基酸螯合鈣、葡萄糖酸鈣、檸檬酸鈣等。

脖子：哇！有這麼多種啊！

康媽：消費者面對這些琳瑯滿目的產品，首先要有的概念是「含鈣量」。不同成分的鈣片，依照其化學分子結構不同其含鈣量亦不同。碳酸鈣含有40％的鈣、硫酸鈣23％、檸檬酸鈣21％、乳酸鈣13％、葡萄糖酸鈣9％。

打個比方，假設我們想吃魯蛋，到各餐廳去買了回來，有些餐廳魯蛋是用小塑膠袋裝、有些餐廳用餐盒裝或有些用瓷碗、大碗公、陶甕裝，魯蛋在每份產品中所占的百分比就有所不同，這就是含量的概念。例如一顆檸檬酸鈣800毫克，如果完全吸收，則只提供168毫克鈣〈800 x 21％ = 168〉。

其次是「吸收率」。一般而言，碳酸鈣、磷酸鈣等無機酸鈣鹽吸收率比較低。而檸檬酸鈣、乳酸鈣、葡萄糖酸鈣等有機酸鈣吸收率比較高。

脖子扶著頭說：小小一顆鈣片，還有這麼多學問！我頭都暈了！

康媽：還有其他的呢！有些人會考量來源，宗教素食者可能在這方面有特別的要求，

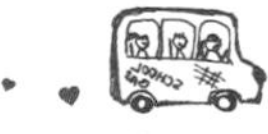

那就要避免選用珠貝鈣、牡蠣鈣、珍珠鈣、珊瑚鈣等動物來源鈣質，市面上有些產品是強調素食可用的。

綜合比較這幾個因素，無機酸鈣鹽吸收率低但含鈣量高，價格一般較便宜；有機酸鈣吸收率高但含鈣量較低，價格偏高，如何選擇端看個人需要。

其實造成結石的原因非常複雜，包括體質、感染等其他因素，飲食只是其中之一，高鈣不一定造成結石，少鈣則可以預見骨質疏鬆症！對於鈣質的攝取，近年來流行「存骨本」的講法，不管骨本是從飲食或鈣片來的，都要儘早存入；當然鈣並非愈高愈好，但是國人攝取量離建議劑量還有一大段差距，尤其女性在更年期後骨質平均每年流失2％，年輕時不先存，到時哪有東西可以領？

脖子：對！對！對！我知道，但是我懶得再費工夫去比較了！妳幫我挑一瓶好一點的，我回去乖乖的吃就是了！

2008/4/20

藥師的叮嚀：

雖然大多數人都知道鈣質的重要性，但國人鈣攝取量仍普遍不足！

（以下資料來源：衛生署網站http://www.fda.gov.tw/content.aspx?site_content_sn=285）

國人膳食營養素參考攝取量（民國九十一年修訂）——包括熱量、蛋白質、十三項維生素及七項礦物質的國人膳食營養素參考攝取量已定版，係衛生署邀集學者、專家歷經兩年之討論，再參考各方意見方完成修訂。

國人每日營養素建議攝取量（Recommended Daily Nutrient Allowances, RDNA）上次於八十二年修訂，惟隨著時間之改變，對於營養素建議量之定義及計算方式均有改變，故衛生署於八十九年起邀請專家學者逐項討論修正。

此次修正除參考美國、日本、中國大陸之資料及相關之研究報告外，我國第三次國民營養調查之本土數據，更是此次修正的主要依據。

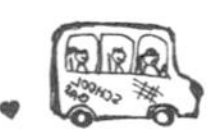

本次修正除以上的改變外，另外尚調整年齡分層及增列泛酸、生物素、膽鹼、鎂、硒等營養素。熱量之建議量比上一版略為降低，因此與熱量相關的維生素B1、B2、菸鹼素等亦隨之下降，而鈣、磷、維生素C、維生素B12及葉酸則比前次提高。

以鈣質為例，成人原來建議量（RDNA）為600毫克，此次修訂時以足夠攝取量（AI）來表示，成人每天為1000毫克，而上限攝取量（UL）為2500毫克，即所攝取的鈣質無論由食物或補充劑等獲得一天的總攝取量以不超過2500毫克為宜。有鑒於鈣質足夠攝取量之提高，而國人鈣質原本就攝取不足，所以本署擬成立「提昇國人飲食鈣質攝取推動小組」，積極改善國人鈣質攝取不足的問題。

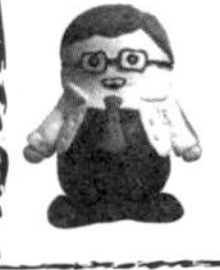

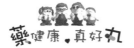

領個藥！這麼麻煩！醫藥分業為哪樁？

「人上了年紀，身體就免不了出狀況！」胡伯伯老是這麼嘀咕！他最近牙齒不好常常得看牙醫，有時因爲治療需要，牙醫師會開些口服藥給他。

雖然醫藥分業都已經好多年了，但是每次胡伯伯拿處方箋到藥局領藥嘴巴裡還是會碎唸：搞什麼醫藥分業！像以前一樣在診所領一領多省事？不就是藥嗎？在哪領不是都一樣？還要多跑一趟藥局，眞是麻煩！

胡伯伯鄉音重嗓門又大，講起話來像吵架！健爸幾度想好好跟他解釋一下醫藥分業的用意與好處，但這種事一言難盡，要改變一個人的成見也不是三言兩語可以解決，爲了避免引起其他人側目，最後都打消念頭！

最近，胡伯伯高血壓的病情穩定，醫師開了慢性病連續處方箋給他，讓他可以就近到藥局領藥，不必爲了領個藥還得大老遠再回醫院排隊，這讓胡伯伯感到方便了不少，也終於讓他對醫藥分業制度有些改觀，沒再聽到他有嫌惡的話了！

男人上了年紀，攝護腺肥大是不少人揮之不去的夢魘，胡伯伯也不例外！在幾個老鄉的推薦下，他大老遠跑到隔壁縣市的醫院尋訪名醫，幾次之後名醫也開了一張慢性病連續處方箋給他，所以胡伯伯手上就分別有兩家不同醫院開立的慢性病連續處方箋。

領藥時間到了，胡伯伯拿著處方箋上健爸那兒去。健爸接到處方後發現比平常多了一張，是不同醫院也不同科別所開立的，他詳細檢查之後發現一個問題：胡伯伯，這兩張處方箋雖然一張是心臟科開的、一張是泌尿科開的，但是其中一顆用在攝護腺肥大的藥也兼有降血壓的效果喔，最近血壓狀況穩定嗎？

胡伯伯說：難怪！每回我兩個藥一起吃，頭都暈的不得了！一定是藥量太大！血壓降得太低了！

健爸：這個藥本身也會引起頭暈，至於是不是血壓降得太低要檢查之後才能確定！既然您有服藥後不適的現象，建議您先回診，請醫師調整劑量之後重新開藥給您，這樣比較保險！

胡伯伯沒有想到泌尿科醫師開的藥竟然會有降血壓的效果，一度還懷疑醫師開錯藥！健爸趕緊翻出藥品手冊來澄清他的誤會！

胡伯伯操著濃濃鄉音的國語說：謝謝你！謝謝你！還好有藥師幫我注意到這一點！否則俺傻傻的吃，到頭來要出啥亂子都不知道啊！

健爸說：胡伯伯您別客氣，這是藥師份內的事！也是醫藥分業的意義之一。

胡伯伯：我從前老是覺得醫藥分業是「脫褲子放屁——多此一舉」沒想到還有這個好處！

健爸接著說：好處還多著呢！

醫藥分業是時代進步之下的產物！美國等先進國家甚至連韓國都已經運作的相當完善。當社會愈來愈進步，專業分工也會愈來愈細；比如以前醫療資源缺乏，往往一個鄉鎮也難得有一間診所，因此民眾不管是生孩子、肚子疼、感冒、外傷、眼睛痛都找同一個醫師；但是現在，我相信沒有人感冒會上婦產科、眼睛發炎會去掛胸腔科了！就像您如果肚子疼，雖然都是醫師，但是您會上眼科去找嗎？

科學越進展，各科的醫師會更專精於本身的領域，提供最好的醫療品質；但相對的，跨科別的資訊就可能無法完全掌握！

胡伯伯：說起那個年代啊！那時我們村子裡哪有醫院！就只有一間小藥房，那老闆在鎮上王老軍醫身邊跟了一年三個月就開業了，打針、縫傷口、抓藥、看病樣樣來！

健爸：那個時代已經過去了，也不可能再發生了！現在的醫療體系是一個細膩分工的專業團隊，醫師、藥師、護理師、營養師、醫檢師、物理治療師……各有專精，每個人都在自己專業的部分貢獻所學，合作起來就能提供患者最佳的醫療品質！

胡伯伯：是啊！時代愈進步，人命就愈值錢！沒想到一個人生病，背後有這麼多人在

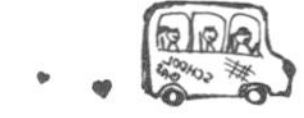

服務！

健爸：讓藥師負責藥物、讓醫師更專心於醫術就是醫藥分業最基本的用意！畢竟醫師也是人，無法一心多用，藥品的問題由藥師來分擔，醫師就可以有更多精力專注研究醫學新知；另外醫師每天看那麼多病人，有時也難免會有些地方沒有關照到。

胡伯伯：沒錯！吃燒餅哪有不掉芝麻的！

健爸：還有！如果您求診時忘記提醒醫師有過敏藥物，藥師在最後關頭再確認一次，還可以有個把關的作用，這樣，用藥品質是不是更有保障呢！

胡伯伯：那倒是！那倒是！

健爸：還有，醫師看診時非常忙碌，如果患者有藥品相關的問題，有時候無法在診間得到詳盡的答覆，甚至有些人根本就沒有機會問！這時候藥師就可以提供民眾需要的服務，幫民眾解決疑惑！

胡伯伯：問個題外話！我看這藥書比枕頭還厚，您眞的都記在腦袋裡？

健爸笑著說：當然不是，只是藥師對各類藥品的特性都有基本認識，至於特定一種藥品是沒有辦法鉅細靡遺的！不過，藥師自然有工具和管道可以查詢；此外隨著醫藥分業愈來愈成熟，民眾的水準愈來愈提昇，藥師也要不斷的再充實自我！各地的藥師公會也經常針對藥師舉辦持續教育課程，讓藥師時時進修，補充藥學新知！

而且當民眾的需求愈來愈多，藥師爲了不被淘汰，勢必更會自我督促！因此，民眾的支持度愈高，醫藥分業的制度就會愈成熟，民眾的健康也就愈有保障，這是一個正向的循環。

所以呢！您老下回就別再嘮叨領藥麻煩了！多走幾步路讓您吃藥吃的更安全、更有品質，您說值不值得？

胡伯伯：值得！太值得了！

2008/3/20

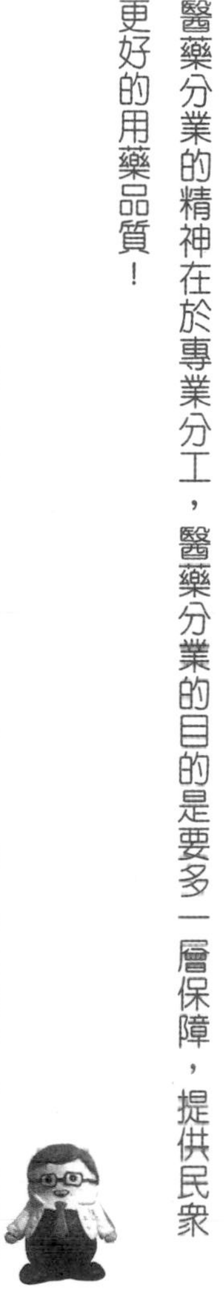

藥師的叮嚀：

醫藥分業的精神在於專業分工，醫藥分業的目的是要多一層保障，提供民眾更好的用藥品質！

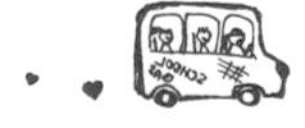

28 枕頭山下的牧羊人

天氣冷了，大家都想躲在被窩裡多睡幾分鐘。不過媒體報導大陸江蘇有個老太太卻嚴重失眠，竟然有整整十九年無法入睡，這個老太太說自從十九年前她接受了結紮手術後的那一天起，她就再也沒有睡過覺。

每到夜晚，當所有人都進入夢鄉，就是她最痛苦的時刻。

江蘇揚州民眾顧老太太：眞是煎熬，度日如年，很怕床。

記者：怕什麼？

顧老太太：怕晚上。

夜晚，對嚮往夜生活的人可能是越夜越美麗，但是對失眠的人卻是越夜越害怕！顧老太太的一句「怕晚上」正道盡了失眠者的無奈！因爲當所有人都已進入夢鄉沉沉睡去時，他們卻只能在枕頭山下孤獨的數著無盡的羊群！

湯婆婆也是個枕頭山下的牧羊人！昨晚，她又數了一整晚的羊！今天趕了個大早，藥局才開門，她就迫不及待的來報到了！

才見面湯婆婆就給健爸出了一個大難題，硬是要健爸想辦法賣她幾顆安眠藥！

湯婆婆：健爸，我昨晚一整夜沒闔眼，像煎魚一樣，翻過來又翻過去就是睡不著，好不容易等到天亮你開門！趕緊賣給我幾顆安眠藥，我好回去補個眠！

健爸：湯婆婆，安眠藥是管制藥品，需要醫師開立處方才能夠憑處方領藥！

湯婆婆：先賣給我幾顆嘛！爲了幾顆藥去醫院排隊，等領到藥都過午了！

健爸：湯婆婆，別說幾顆了！連一顆都不行！管制藥品的購進、調劑、庫存都要詳實登錄，就連不小心掉到地上摔破的碎片都要保留下來，不可能有東西賣給妳啦！

湯婆婆手掩著嘴稍稍湊近健爸說：我不會透露出去的！你行行好賣給我一、二顆！你也知道我有高血壓的老毛病，一晚沒睡血壓一定高的不像樣！先賣給我一、二顆，我先好好睡一覺再說嘛！藥就是要讓人解決問題的，哪有見死不救的道理？

健爸：湯婆婆，不是我見死不救，是眞的幫不上忙，安眠藥是管制藥品，私自販賣等於是販毒，要判刑罰款的！妳可別害我坐牢啊！

湯婆婆：眞的有這麼嚴重啊！

健爸：當然是眞的，所以妳就別再爲難我了！我不是不願幫忙，是眞的幫不上忙！妳還是趕緊上醫院去吧！

湯婆婆最終還是沒有買到她要的安眠藥，她一邊走出藥局嘴巴還一邊嘀嘀咕咕，只是

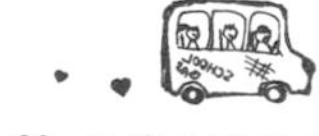

聽不清她在抱怨什麼！

人體配合晝夜的韻律，有正常的生理時鐘，在自然環境下，當夜晚來臨光線變暗時，腦內松果體便開始分泌褪黑激素，促使人產生睡意，據研究指出在午夜十一點至凌晨二點之間是褪黑激素分泌的高峰，因此可以解釋爲什麼凌晨時睡意最濃，熬過這個時段，反而就不會那麼想睡了。

天亮時因爲光線較強，褪黑激素分泌量便逐漸下降，研究發現，眼部接受到光線時，視網膜會將訊息傳到腦部，松果體分泌褪黑激素的動作被抑制，褪黑激素便會減少。白天褪黑激素的分泌量約降至夜晚的五分之一到十分之一，因此如果開燈睡覺時睡眠品質會比較差！

一般而言腦內褪黑激素的分泌量在孩提時期最高，隨著年歲漸長，老年人的分泌量則逐步遞減，所以我們可以發現小朋友隨時可以沉沉睡去！但是老年人總在天未明雞未啼時就已經起床四處摸索了！

根據人體正常的生理時鐘，農業時代日出而作、日落而息的生活才是健康自然的生活形態，但是自從愛迪生發明電燈後，照亮了人類繽紛的夜生活，卻同時也攪亂了人類的生理時鐘！

人類常常自詡爲萬物之靈，但是往往做出一些作繭自縛的事！想想看，假使沒有電燈，也就沒有那麼多人得上大夜班或加班到凌晨，我們也就多了一些「臥看牛郎織女星」的機會！

若是沒有發明手錶，也就沒有那麼多人得趕在九點零一秒前打卡！

如果沒有電視，我們的親子關係應該會有大幅度的改善！人們在全力追逐物質文明的過程中，有時實在應該停下腳步來，想看看在其他方面是否失去更多！

就像電燈，人類因為電燈的發明而干擾生理時鐘，也許以後在演化的過程上會因此而步上不同道路也未可知！越來越多的癌症、文明病也與此難脫干係！

面對失眠這個困擾著醫師與病人的疾病，最能立竿見影卻也最便宜行事的對策就是服用安眠鎮定劑，但是安眠藥最令人詬病之處就是它會造成心理及生理依賴，久服容易成癮，而且隨著腦部對藥品產生適應調節，服用劑量會愈來愈大！形成惡性循環，終至不可自拔！

安眠鎮定劑目前皆已列入管制，需要醫師處方才能取得，坊間助眠成藥皆是利用抗組織胺類藥品的嗜睡副作用來達到目的。

中藥方面依照醫師辯症不同，有酸棗仁湯、天王補心丹、甘麥大棗湯、歸脾湯……等方劑可資應用，只要是能夠避免副作用而又能達到促進睡眠目的的方法都值得嘗試，不要試圖抵抗失眠，那只會更令人難以成眠。

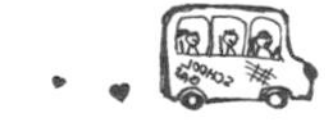

藥物只是治療失眠的方法之一，釜底抽薪之計還是要找出失眠的原因，改變生活作息、布置舒適的睡眠場所、調整生活步調、避免興奮性食物、放鬆情緒、配合生理時鐘、該睡覺時就睡覺，這些雖是老調重彈，卻是最健康的生活方式。

萬一必須借助藥物，也最好從輕微的劑量使用起，一旦可以自然入睡，就嘗試減量，畢竟長期依賴藥物終非良策！

2008/4/23

藥師的叮嚀：

安眠藥有成癮性衆所周知，因此安眠藥的使用原則是——盡量少用，盡量用得少。也就是說可以不用就不要用，不用不行的話也從最低劑量開始使用！但是若已長期使用，也不要斷然停藥以免產生戒斷症狀，應漸進式降低劑量。此外醫師常處方的安眠藥——使蒂諾斯（stilnox）於某些使用案例曾發生夢遊現象，患者及其家屬應注意藥物使用後之反應！

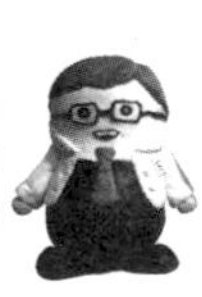

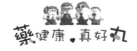

維他命，需要嗎？

李伯伯和李媽媽平常就倆老自己住，其他事情都還算順心，但是一日三次的五臟廟祭祀大典可是讓李媽媽傷透了腦筋！

整個家就只有兩個人，而且人一旦上了年紀之後胃口也就小了，雖然只是隨便炒兩碟小菜一個清湯，到最後還是倒掉的比吃下肚的多！更麻煩的是之後還得洗一堆鍋碗瓢盆。

李媽媽眞是愈煮愈沒有成就感！慢慢的她試著說服李伯伯，吃飯的事就在外面解決算了，平常吃吃自助餐，下雨天或懶得出門時就買個便當兩人分著吃！

對於三餐的問題，李伯伯雖說不太滿意這樣的方式，但是也想不出更好的辦法！畢竟只有兩個老人家，還要餐餐起鍋架灶也眞的是挺麻煩的！而且每次李媽媽煮的菜都吃不完，隔餐吃覺得不新鮮，倒掉又覺得怪可惜的！思前想後還是只能當個三餐在外的「老外」，但他總覺得這樣的飲食，營養會有問題！

這天李伯伯和李媽媽在閒聊，李伯伯說：老伴！我們每天都吃便當過日子，這樣營養夠嗎？是不是該補充些維他命什麼的呀？

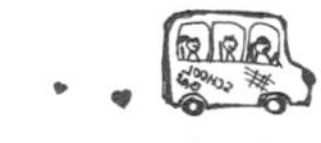

李媽媽：醫生不是都說「均衡的飲食是營養的最佳來源」嗎？

李伯伯說著說著火氣就上來了：全是一些不著邊際的空話！幾個醫師有「均衡的飲食」介紹給我認識認識！再說，我們三餐都在便當店搭伙，能有均衡的飲食嗎？

李媽媽：好吧！好吧！改天我上健爸那兒去問問不就得了！幹嘛火氣這麼大？

李媽媽到藥局就開始抱怨了：健爸，我家裡那個老頭子，我將他養得白白胖胖的，還跟我嚷嚷營養不夠，硬是要我來買什麼維他命！你看有必要嗎？

健爸：這是許多人心中的疑問！現代人看似吃得很好，但是很多人的營養卻都不足！

李媽媽：這怎麼可能？滿街都是減肥的人，怎麼可能營養不足！

健爸：其實這是因爲妳把「營養」及「熱量」這兩個名詞搞混了！我來打個比方，如果妳今日中午吃了一客漢堡全餐或是一盤滷蹄膀，這樣可以提供身體足夠甚至過多的熱量，但是提供的營養卻不足。但是如果妳吞一顆維他命丸，它可以提供多種營養素，卻不能提供熱量。

簡單的說，「營養」及「熱量」是不相同的概念，高油高糖的食物含有很高的熱量，會讓人發胖，但是所含的營養素卻不足，所以，胖子也有可能營養不足，這樣妳瞭解嗎？

李媽媽：原來是這樣啊！那要怎麼樣吃營養才夠？

健爸：我這邊有一張衛生署公布的國人每日飲食建議表，妳可以參考一下！

六大類食物	
五穀根莖建議量：	每人每天三至六碗。
奶類建議量：	每人每天一至二杯。一杯約240c.c.。
蛋豆魚肉類建議量：	每人每天四份。每份相當於蛋一個或豆腐一塊或魚類一兩、或肉類一兩。
蔬菜類建議量：	每人每天三碟，其中至少一碟為深綠色或深黃色蔬菜。一碟的份量約100公克，三碟即300公克（相當於半斤）。
水果類建議量：	每人每天二個，最好有一個是柑橘類的水果。水果與蔬菜都是提供維生素及礦物質，但所含的維生素及礦物質種類不相同，所以不可互相取代或省略其中一項。
油脂類建議量：	每人每天二至三湯匙，每湯匙約15公克，在飲食中由牛奶、肉類及魚類中已攝取了相當量的動物性油脂，所以炒菜用油最好選擇植物性油。

由這六大類食物中，廣泛的選擇各種食物，依照建議的份量攝食，則可達到健康成人每天所需的熱量及營養素，每種食物中所含的營養素種類及份量不同，必須廣泛的攝取六大類食物中的各種食物，以達到身體中各種營養素及熱量的需要量，此即為均衡的飲食。

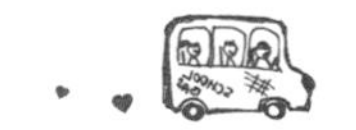

李媽媽：我看不清楚，麻煩你唸給我聽聽好不好！

健爸：衛生署建議我們每天要攝取五穀根莖類每人每天三至六碗、奶類每人每天一至二杯、蛋豆魚肉類每人每天四份、蔬菜類……

李媽媽：算了！算了！光聽我頭就暈了！哪來那麼多肚子裝這麼多東西？

健爸：人體所需要的營養素約有四五十種，包括維他命、礦物質、氨基酸等幾大類，長期的飲食不均很容易造成營養失衡！有些人特別容易會有這種狀況：

・「老外」當道，許多人三餐老是在外，外食餐飲為求可口，一般較為油膩，但是蔬果份量卻大多不足。

・減肥風盛行，節食斷食人口增加，這一類人飲食內容的質、量與多樣性皆明顯不夠。

・素食者，尤其是全素者，對於維他命B12這類動物性來源的營養素極易造成缺乏。

・老年人的咀嚼消化功能退化，食量減少，食材選擇較為局限，加上長時間烹煮以求軟爛，許多營養素就在烹調過程中破壞了。

・兒童或部分成人有偏食、挑食的問題。

・吸煙、酗酒、熬夜者及孕婦等則對營養有特別需求。

據調查結果，八成以上國人奶類及蔬果攝取量不足，加上農業上大規模生產，耕作方

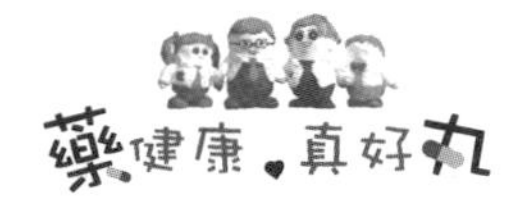

式改變等因素，許多食物所含營養已大不如前，對於忙碌的現代人來說，還要費心去調配三餐的飲食內容，實在有點強人所難，吞一顆維他命也許不失為一個省時簡便的方法！

李媽媽：那麼維他命應該怎麼選擇比較好？

健爸：維他命補充品的選擇，一般建議產品成分的涵蓋面越廣越好，除了常見的維他命、礦物質外，如果再加上必需氨基酸，更能全方位補足飲食的不均衡。雖然營養素的缺乏短時間內不會造成疾病；長期的不足卻會影響身體機能、危害健康，不能不加以重視！

但要提醒的是：維他命丸也非救命仙丹，不是多多益善，適量利用才能有助健康！過與不及對身體健康都有不良影響！

除此之外，因為現在飲食精緻化，許多食材都經過加工處理，導致營養素及纖維流失，因此，蔬菜水果攝取不足的，最好也要補充纖維素以維持腸胃道的健康！

2008/4/26

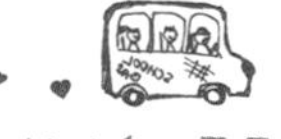

藥師的叮嚀：

沒有一種完美食物能提供人體需要的所有營養素，為了能夠獲得各種營養素，必須均衡攝食各類食物，不可偏食。

選擇食物把握高纖、少油、少糖、少鹽、少加工、多樣性等原則。飲食不正常者可適時補充維他命，但亦不可過量攝取。

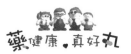

廢棄藥品須回收　愛護環境勿亂丟

老李、老張、老陳幾個老鄉原本不相識，但是都有一個共通點——年紀大了，雖然沒有大毛病，但是難免這裡痠、那裡痛，加上幾個都是數十年的老菸槍了，不時也會咳個幾聲！反正老人有優待，掛號看病不用錢，待在家裡也閒得發慌，反而覺得渾身不對勁！於是幾乎天天都往醫院報到！久而久之幾個老病號就漸漸熟識了，門診一開始大家就陸陸續續自動到齊，候診室儼然成了這班人的交誼廳！大夥兒說說笑笑，等看完病、領完藥後才各自鳥獸散，回到家、洗個澡剛好吃晚飯，接下來看看八點檔，日子過得倒也算充實規律！

這天下午，四大天王只到了三巨頭，遲遲不見老李身影！打聽之後才知道原來他生病了，患了感冒在家休息，沒上醫院來！

老王幾乎每天從醫院帶回一包藥，但每次都只吃一兩回，有些甚至連動都沒動過，幾個月下來，一包包的藥已經塞滿了大抽屜！老王看著覺得心煩！忽然想起前幾日從健爸的藥局路過看到一幅高掛的「藥品回收」布條，於是收拾收拾就往藥局去了！

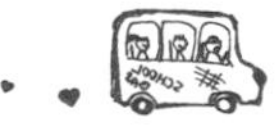

健爸簡單給老王填了張問卷，讓他勾選一下用藥習慣與剩藥處理方式，順便幫他量了一下血壓，量完血壓後，老王左手掩著嘴巴輕輕的湊到健爸耳朵旁說：我這包藥有些是最近才剛領的，跟你換瓶維他命C！

健爸聞言板起面孔說：這可是違法的勾當！拿健保藥品換取任何東西都是不法的！萬一我就這樣換給你，健保局一發現，你我都可能吃上詐欺的官司！千萬不要貪小失大，到時候恐怕會讓你吃不完兜著走！

老王原本不知道事情的嚴重性，聽健爸這麼一說，表情才從不悅轉爲惶恐，沒想到自己差點就犯了法！

但是這下子老王又有問題了：既然不能換東西，我自個兒丟不就完事兒了嗎！作什麼大費周章的拿來回收？

健爸眼看三言兩語是說不清了，乾脆喝了口茶潤喉，準備跟老王一次解釋清楚。

健爸：台灣人看病習慣拿藥，但是不少藥物最後的下場卻是進了垃圾桶。根據藥師公會估算，國內每年浪費掉的藥物多達三十六公噸，價值近新台幣三億元。

而且很多民眾不知道過期藥、剩藥要處理，不能直接沖入水槽、馬桶，因爲像抗生素、荷爾蒙類藥品都會造成環境汙染，這麼多的藥品直接丟棄到環境中，不但會影響生態，間接也會影響人體健康。

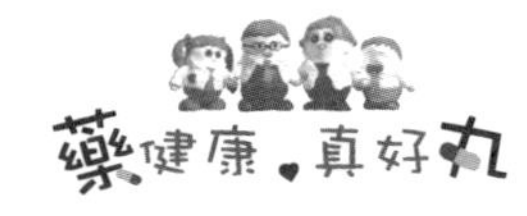

所以先進國家都已經建立了一套藥品回收機制，連鄰近的韓國、中國大陸也都已經在推行這樣的計劃。

老王說：原來還有這回事兒，我倒是沒想到這一層去！不過，好好的藥就這麼給丟了挺可惜的！

健爸說：你可以把最近領的藥留下，簡單的過期藥品可以自行處理。或者投入醫院、藥局的「藥品回收箱」，另外，如果沒有必要，就別再要求醫師開藥了！濫開藥品不只浪費醫療資源也會造成環境負擔！

老王：我原本以爲既然繳了健保費，藥就該拿！反正拿不拿藥錢也是繳得一樣多！

健爸：這是錯誤的觀念，全民健保是一種公共的保險制度，保費來自所有人民，資源也是全民共享，如果有人浪費醫療資源，導致健保入不敷出，到時候保費勢必要調整，增加的還是全民的負擔！

老王說：哎呀！眞是不經一事不長一智呀！明天，我還得現學現賣說給幾個老同鄉知道！

2008/3/15

藥師的叮嚀。

健保使用的是公共資源，資源耗盡之後仍需全民共同負擔。廢藥污染的是公眾的環境，環境汙染的後果也是全民一起承擔。珍惜健保資源、避免浮濫用藥、做好廢藥回收、維護自然環境。

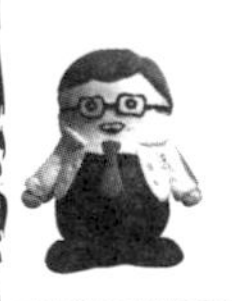

顧名思義「藥」不得

這天下午康媽趁著空檔正在整理貨品，小安子拿著整把的彩色筆在一旁塗鴉，小平子的空椎魚龍正在和鹹蛋超人決殊死戰！

這時候一位老婆婆拄著拐杖一步一步緩緩的進到藥局，康媽趕緊上前攙扶。老婆婆喘了一口氣，指名要買一瓶＊＊苜藥粉。

康媽叮嚀老婆婆如果要使用在傷口上，一定要徹底消毒，否則藥粉一旦被傷口滲出液、血液等吸附凝固，會形成一塊硬硬的痂皮，常常有傷口護理不當，導致痂皮下面積膿的情形！到那時就要把硬痂掀起來再徹底消毒，不但延誤傷口癒合，更是疼痛難忍！

老婆婆聽完緩緩的說：我沒受傷啦！

康媽：如果是嘴破，要有充足睡眠，多攝取維生素B群及水果，少吃油炸等燥熱食品！

老婆婆聽完，又緩緩的說：我也沒嘴破啦！

這下子康媽就好奇了！於是她追問老婆婆爲什麼要買苜藥粉？沒想到她給了個讓康媽

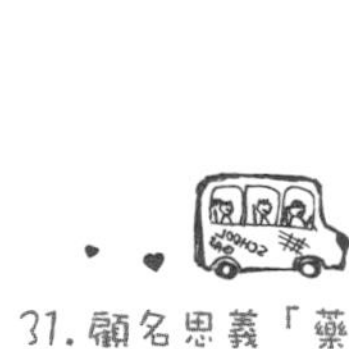

大吃一驚的答案！

老婆婆說她要買回去噴眼睛！此話一出，康媽當場倒退三步！老婆婆卻一臉不解的說：啊……苜藥粉不噴目珠要噴哪裡？電視不是一天到晚都在廣告？說有多好用又多好用！我想說目珠一直流目油，買來噴一噴看會不會比較乾！

康媽趕緊解釋：廣告沒說可以噴眼睛吧？

老婆婆卻爭辯說：可是電視上說很好用啊！我想說這麼好用的目藥粉噴目珠一定很有效！

康媽反問：婆婆！您活了這麼大歲數，曾經聽過哪個廣告是說他的產品是不好用的？況且廣告也沒說苜藥粉可以噴眼睛啊！

老婆婆一想，康媽講的也沒錯！

這時候藥局進來一位打扮入時的年輕辣妹指名要買＊＊＊代言的「減肥氣丸」。康媽先請老婆婆坐下來休息，心想廣告的威力眞是老少通吃無孔不入啊！

得知她是聽信廣告吹噓的減肥效果來購買的，康媽拿出媒體報導資料解釋：有業者刊登廣告宣傳一種「＊＊減肥氣丸」，宣稱「國家保證」、「治肥氣」，並刊出胖瘦對比兩位女性；此內容被衛生署中醫藥委員會判定爲違規廣告，將查處業者並要求媒體拒絕刊登。

衛生署中醫藥委員會中醫組組長陳崇哲表示，業者刊登的廣告雖曾事先申請，但卻擅自變更廣告內容，將文字移花接木，使文意扭曲，而一胖一瘦女性照片，也是業者後來加上。因此將依藥事法第六十六條第二項，處三萬到十五萬罰鍰。

中醫藥委員會主委林宜信說明，肥氣丸是典籍上有記載的中醫古方，是用來「治肥氣」沒錯，但肥氣並非指肥胖或脂肪，而是指胸腹部鬱悶脹氣之類的症狀。

「減肥氣丸」雖具減肥之名，但並不用於減肥。但出現違規廣告已不是第一次，多年前「＊＊減肥氣丸」曾挨罰十五萬。

辣妹聽完解釋還是半信半疑的說：可是＊＊明星說真的很有效耶！應該不會錯吧？

康媽也不禁搖頭佩服廣告的威力！

2007/12/18

藥師的叮嚀。。

苜藥粉不能噴眼睛！Ｘ骨力不能補鈣！減肥氣丸不能減肥！使用藥品前應參閱使用說明，購買藥品時應問明產品資訊，勿僅憑片段訊息或自己的臆測使用藥品！

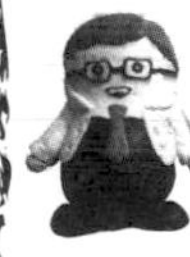

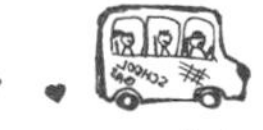

飄洋過海——瞎拼去！

史伯伯退休後的日子過得算是相當悠閒，兒女們都已經各自成家立業，沒有什麼需要倆老操心的。史伯伯平日裡就和些老鄉在公園裡下棋抬槓，偶爾也充當政治評論員和立場不同的人唇槍舌劍臉紅脖子粗一番！

趁著身子骨還硬朗，每隔一陣子史伯伯和史媽媽倆老也會出國去旅遊，幾年下來東南亞、日本、韓國、中國大陸不消說，連美洲、歐洲都玩遍了！

出國旅遊固然是一件輕鬆愉快的事，但是倆老卻往往在旅程的最後爲了一件事起口角，常搞得乘興而去，敗興而歸！

話說史媽媽每到一處總免不了要幫左鄰右舍、老姐妹們帶些東西回來，到香港和大陸就買中藥，訪泰國就買酸痛膏、五塔散，至日本買露露、正露丸，遊韓國買人蔘精，去美國則是搬回來一大堆鈣片、維他命！

史媽媽總想說人家拜託的事不好意思不幫忙。但更要命的是每次除了別人託買的之外，她還會幫自己再準備一份，有時候導遊一推薦買得更多！因此總是滿載而歸。

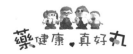

買的一大堆戰利品史媽媽扛不動，當然重責大任就落在史伯伯這現成「人力搬運機」的身上！

史伯伯雖然生肖屬牛，但老是派這種差事給他，他卻也不怎麼樂意任勞任怨！扛累了火氣自然就上來！常常在路上就罵起人來，史媽媽也有滿腹牢騷，於是兩人就這麼一來一往一路吵回家！

某天晚上史伯伯爲了找件東西打開電視櫃，掀開櫃子後他被眼前的景象嚇了一跳！整個櫃子滿滿都是藥！藥膏、藥粉、藥水、藥丸！幾乎可以開家藥局了！其中有些拆了封使用過，更多的是原封不動擺在櫃子後方，他推了一下鼻樑上的老花眼鏡、擦了擦瓶子上的灰塵，但是上頭寫的都是些豆芽菜，甚至還有些是泰文、韓文、日文，根本看不懂！

他把史媽媽吼了過來，質問後她也支支吾吾的說不出個所以然！搞得史伯伯火冒三丈，一氣之下命令她全部清出來丟掉！

史媽媽花了好一陣子才整理好這些瓶瓶罐罐，搬得她頭都快暈了，足足裝滿了兩大箱！

史伯伯氣呼呼的回房去了，留下她對著堆積如山的瓶罐發愁！想到這一堆東西都是千里迢迢花了大把鈔票從國外帶回來的，就這樣丟了實在可惜！但是有些東西眞的已經年代久遠不可考了！於是趁著老伴不在場，小心翼翼的把東西給藏了起來，準備明天到藥局麻

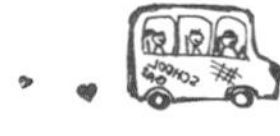

煩健爸幫忙篩選鑑定一下。

隔天下午，苦苦等到史伯伯睡完午覺出門到公園去了之後才趕緊溜出來。

史媽媽拉著一只登機箱，裡面滿滿裝著瓶瓶罐罐來到藥局，健爸原本以爲她又要準備出國！史媽媽才娓娓道出來意！說完後把東西一瓶瓶的從箱子裡拿出來擺在桌上。

桌子擺滿了，東西還剩一半在箱子內！健爸先將那些瓶瓶罐罐分門別類，維他命、營養補充品、腸胃藥、外用品……，至於那些印著泰、韓……印尼文的，他也就無能爲力了！

隨後逐瓶檢查有效日期，一番篩選之後只剩兩三瓶鈣片及維他命還在效期內，不過眼看著也快到期了，史媽媽買的又都是500粒、1000粒的大包裝，勢必無法在效期內吃完！

聽完健爸的話，史媽媽長長嘆了一口氣：哎！這些東西可是花了我不少錢啊！原本以爲國外的藥比較補，想買些來補補身子，沒想到身子沒補著反倒傷了荷包！

剛好下午藥局客人少，健爸倒了杯開水給史媽媽，坐下來跟她談了一下：中醫有藥食同源的觀念，許多中藥可以當成飲食的一部分，像您常燉的四神湯、四物雞、當歸鴨；某些食材也可入藥，像龍眼、蜂蜜、海帶、杏仁、蓮子、胡椒等等都是。

我們中華民族自古以農立國，農事生產耗費體力甚劇，加上古早時期物資較爲匱乏，營養攝取不易，只有在逢年過節時才有機會好好補一下！所以不管食補藥補，進補的觀念對中國人來說可謂源遠流長根深蒂固。

史媽媽說：對！對！對！我們那時連要吃個雞蛋都不容易呢！

健爸接著說：其實在古代，所謂「補」不外乎高熱量、高蛋白、高脂肪這類當時難得吃到的動物性食材，但是因爲生活型態已經改變，這些東西對古代人與現代人的意義已經截然不同，不需要再迷信進補了，時代不同，許多觀念也有必要重新調整！

史媽媽點點頭！

健爸又說：因爲進補的觀念深入人心，因此也衍生出一系列特殊的行爲文化：入冬要補一下、探病要送補品、拜訪長輩自然也要準備一份補品！尤其在經濟情況改善後，大家出國旅遊機會增加，不少人的行程除了觀光之外，首要任務就是「買藥」，到香港、大陸、東南亞、日本到美國都買藥回來！

藥局裡常常遇到像妳一樣拿著上面印著豆菜芽、別人送的、不知道放了多久的藥來問：這是吃怎麼樣的？過期了嗎？通常這些藥都已經有點歷史了！有些甚至是年終大掃除時掃出來的！通常這些補藥最後全部都進到垃圾桶的嘴巴！

史媽媽聽得滿臉通紅！

健爸又說：最冤枉的是，有時千里迢迢扛回來的藥，卻是僞劣品，吃了不但不能強身反而致病！那就得不償失，哭訴無門了！

近年來大陸藥品檢出重金屬或添加違禁品的案件不少，不能不愼！而且目前台灣藥品已實施cGMP制度，許多外國藥品都因達不到衛生署標準而不准進口，民眾出國卻大包大包提回來，實在令人費解！

另外，在國外購買藥補品，店家商譽如何不得而知，產品品質無從掌握，若是日後發現瑕疵，也無處退換！使用上有任何疑問更無處諮詢！加上語言不通，萬一因溝通欠佳產生誤解而錯買產品也不無可能。若是回國服用後產生任何副作用，產品若無中英文標示或標示不實，醫師恐怕也無法判斷如何救治！

再者，正確使用合法藥品若因而產生傷害，可以受到藥害救濟制度保障，但私自攜帶入境的藥品則不在保障範圍。

其實，如果國外眞有什麼仙丹妙藥，臺灣眾多的藥商、貿易商早就進口回來了，哪裡還需要大家這麼跋山涉水！至於價格，就算多花點錢買產品險，使用後如果有問題至少還有代理商可以負責，產品有瑕疵也有地方退換，總是要比出國買回來的有保障！

出國旅遊最重要的就是放鬆心情，充分品味各處的風俗民情，至於購物，現在在臺灣幾乎沒有什麼買不到的東西了，您就饒過史伯伯，別再把他當搬運機了吧！

史媽媽說：下次再也不敢了！我還要回去把你講的這些話告訴左鄰右舍、老姐妹們！以後不再幫她們扛藥回來了！這一堆藥我等會兒拉到社區的垃圾車去丟！

2008/3/14

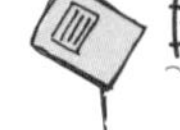

藥師的叮嚀：

（以下資訊取自衛生署網站http://www.fda.gov.tw/itemize.aspx?itemize_sn=409&pages=0&site_content_sn=301）

為確保藥品之品質，防止藥品製造過程中可能產生之交叉汙染、及生產過程中誤用不當原、物料之情形，我國於民國71年頒布優良藥品製造標準，正式推動實施藥品優良製造作業規範（Good Manufacturing Practice，簡稱GMP）

國內藥廠GMP的實施後，在管理及技術層面均確立了國產藥品的品質形象，為了確保藥品GMP制度持續執行，政府又推行GMP藥廠後續查核管理計畫，建立以兩年一次後續查核的制度。另一方面，國內GMP標準亦隨國際脈動不斷提升，從最初的GMP到cGMP，以至民國96年公告實施的國際GMP標準（PIC/S GMP，即歐盟GMP標準），使我國製藥水準不斷向上提升，藥廠GMP管理與國際接軌。

在輸入藥品管理方面，由於加入WTO後藥品市場開放，為避免劣質藥品輸入國內，影響國人用藥安全，因此亦積極推動輸入藥品製造工廠GMP管理制度。並逐步建立國內外藥廠管理的一致性。現行輸入藥品製造工廠的GMP管理制度，採「書面審查」與「實地查核」雙軌方式執行。

臺灣對於藥品之審查堪稱嚴謹，因此購買國產或進口藥品時認明衛生署字號是最基本的保障〈國產藥品——衛署藥製字，進口藥品——衛署藥輸字〉。境外購入藥品等於自己承擔衛生署審查藥品的責任，因此應更加謹慎。

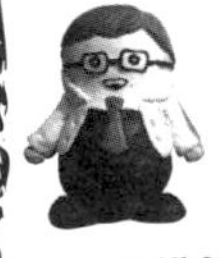

鐵「喉」子傳奇

阿龍是客運車的司機，別人上班朝九晚五，阿龍的上班時間卻像月亮，初一十五不一樣！

一般人逢年過節是趕著回家團圓，阿龍卻總要忙著加班疏運暴增的回鄉旅客！半夜裡大家好夢正酣，阿龍卻還在國道上奔馳！

這樣的生活不但讓阿龍的老婆迭有怨言，也讓他自己的身體不堪負荷！其中，習慣性頭痛就是一個長期困擾阿龍的問題！

起初阿龍也曾經四處求診，但是得到的建議總是：改變作息、睡眠要充足、最好能換一份生活規律的工作，病自然會好！

阿龍心想：是啊！如果能夠閒在家裡，我哪還願意賣命去開大客車？

每次醫師都用幾顆止痛藥將他打發，幾次之後阿龍也就懶得再上醫院了！

久病成良醫，漸漸的阿龍也會自己下診斷、自己買藥吃，有時其他同事頭痛，阿龍還充當起密醫，把醫師的叮嚀當成順口溜：改變作息……最好換一份生活規律的工作，諾！

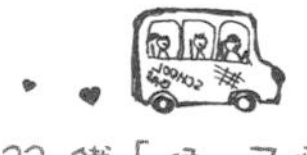

藥拿去吃！

常惹得同事們一陣笑，不少人卻因此都變成阿龍的「忠實患者」！

平時阿龍都會準備幾顆止痛藥當作安全庫存，這幾天連續加班，讓他的小藥庫都已經斷貨了，不巧頭又偏偏疼得厲害！好不容易找到個空檔，阿龍趕緊跑到藥局補貨！

健爸對阿龍的情況知之甚詳，卻也愛莫能助，曾經也警告他：不要年輕時用身體換金錢，老來得用錢換身體，到時阿龍恐怕會變成阿蟲！

阿龍聽在耳裡，但是迫於現實，他實在也無力改變現狀！

阿龍頭痛得不得了，一邊結帳一邊就開始拆藥盒了，健爸結完帳趕緊幫他倒了一杯水，但是才轉過身，阿龍的藥卻已經下肚！

健爸：藥咧？

阿龍：吞下去了呀！

健爸：你有配水嗎！

阿龍：有呀！我配口水！

健爸差點昏倒：這樣不行啦！

阿龍：怎麼不行！不是一樣都吃到肚子裡？

健爸：像你這種吃藥的方式，我可不敢保證藥都能跑到肚子裡喔！

阿龍被這句話搞糊塗了：不是跑到肚子裡！那能跑去哪？

我來找個例子給你看！

健爸邊說邊從網路抓下一則新聞，斗大的紅色標題寫著——〈**吃藥不喝水　當心食道潰瘍！**〉

阿龍急著問：為什麼？為什麼？

健爸：吃藥時一定要喝水，開水有它不可替代的功能！很多藥物是膠囊或膜衣錠，這些劑型遇水會有黏性，萬一沒有足夠的水份可以將藥品帶至胃部，這些藥很可能就會黏在食道，如果這些藥慢慢的在食道裡溶解，高濃度的藥品成分會對食道壁產生傷害，進而造成潰瘍！

阿龍聽到一半就開始嚷嚷：水！水先給我！

健爸：水除了負責把藥品順利帶到胃部，它還能幫助藥品溶解，藥物要溶解之後才能吸收，然後才有辦法產生藥效！所以水喝得不夠也會對藥品的吸收與藥效產生影響！

阿龍：哎呀！吃藥配水竟然還有這麼大的學問啊！

健爸：沒錯！吃藥記得多喝水，否則縱使是鐵打的喉嚨也難保不出意外！

阿龍：知道了！知道了！

健爸：還有，最後提醒你一點——吃完藥不要馬上睡覺或躺平，要先維持站姿或坐

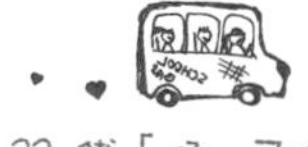

姿，保持上半身直立，確保藥物進入胃部、不致逆流之後再上床，這樣才不會產生危險！

2008/4/29

藥師的叮嚀：

水是藥物最理想的溶劑，服用藥品應配服足量開水！

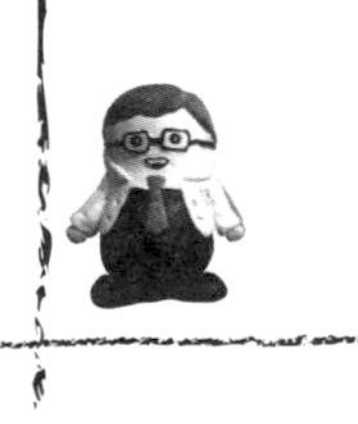

34 藥品說明書該怎麼讀？

田伯伯自軍中退下來幾十年了，幾十年來他仍然維持著軍中的作息，一絲不苟的個性讓飲食、運動等生活上的細節都規律得像是阿兵哥在按表操課。

一向以來田伯伯的身子骨也還算硬朗，只是無情的歲月從來不輕饒任何人！這幾年一些退化性疾病也漸漸上身了。

不過縱使生病，田伯伯也是一名標準病人，按時吃藥定期回診，醫師交待的事他都小心翼翼一點一滴記錄在前胸小口袋的筆記本裡奉行不渝。

又到了領藥的日子，田伯伯帶著慢性病連續處方箋上藥局領藥。

慢性病嘛，都是些固定吃的藥，很快就領好藥了！

回到家田伯伯習慣先把一個禮拜份的藥量分裝在小藥盒裡，在拆盒分裝時他發現每一種藥裡都有一份藥品說明書，田伯伯覺得有必要瞭解自己每天吃的藥，於是架上厚重的老花眼鏡準備好好研究一番！

攤開第一份說明書後他發現版面幾乎有報紙的大小，上面的字只比螞蟻大不了多少，

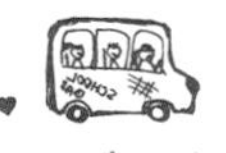

田伯伯還是拿出革命軍人不屈不撓的精神一字一句的研究起來。

對於一些臨床藥理學、藥物動力學、交互作用等等的項目多半是有看沒有懂，但是對注意事項、副作用、不良反應、警語這幾項他可是字斟句酌的讀著，只是愈看他愈覺得不對勁兒！怎麼一連看了幾張，療效都只有三兩行字而副作用都是成串成串的寫!?

田伯伯忍不住嘴巴上叨唸著：這到底是毒？是藥？還能不能吃呀？趁著天色未晚田伯伯稍微收拾了一下桌面準備再跑一趟藥局。

進到藥局田伯伯開口便說：藥師，我回家看了說明書，醫師開給我的這些藥既傷肝、又傷心、又傷腎！慢性病長期這樣吃行嗎？像我原本都只是些小毛病，會不會吃到後來得要換肝、換心、換腎呀？

健爸趕緊解釋：田伯伯，近年來由於消費意識抬頭以及醫療監督團體的強力主張，藥品資訊相當透明化，甚至可以說是鉅細靡遺！

站在病人權益及用藥安全的角度來說，藥品資訊透明化固然可以讓病人了解自己所服用的藥物，有哪些該注意的事項？

但大多數病人終究不是醫療專業人員，如果因爲醫藥常識不足以理解及判讀所提供的資訊而斷章取義，甚至錯誤解讀資訊，有時候資訊的提供反而變成阻礙治療，影響病情的原兇。

其實，藥品說明書裡的資訊絕大部分是提供給臨床醫療人員參考用的，並不適合一般民眾將它當成衛教資料。

田伯伯手指著說明書：可是這上面白紙黑字寫了一長串的副作用、不良反應難道不算數？

健爸：您誤會了！說明書上的副作用、不良反應大部分是藥廠在上市前做人體實驗時所獲得的資料，它代表的意義是「偶然」而非「必然」。也就是說在「偶然」的機會下某些人吃了這個藥可能會發生上述的副作用，並不是所有吃了這個藥的人都「必然」會發生副作用。

您再仔細看看它們的發生率，有時僅僅數千分之一，所以您不必過度擔心。對於藥品說明書您只要留心「病人須知」這個部分的資訊應該就足夠了。

當然，如果服藥期間產生任何不適應立即告訴醫師，其餘則應該尊重醫師專業的判斷，有疑問時向醫師、藥師諮詢，耐心配合治療，切勿自作主張擅自刪改藥量，甚至停藥。遵照醫囑才是治癒疾病的不二法門！

（原文刊登於二〇〇九年一月二日自由時報　健康醫療版——〈藥品說明書　留心「病人須知」就夠了〉）

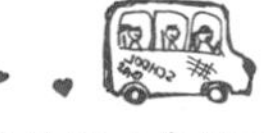

藥師的叮嚀：

病患或者家屬應該對自己的用藥有所認識，但是不應以片面的資訊和自己的認知來決斷醫師的處方！

相關團體在要求藥廠透露更多資訊的同時，也要加強教育與宣導，提高民眾判讀資訊的能力，否則「愛之適足以害之！」過度詳細的資訊反而成了阻礙病人按醫囑服藥的絆腳石，那就有違「維護病患權益」的初衷了！

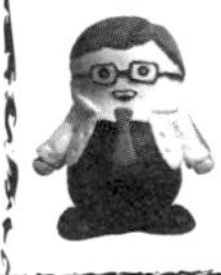

跋

本書的內容早在數年前就已完成，只是一直未曾付梓！作為一個開業藥師，出一本這樣的書，總是覺得自己「不在其位而謀其政」，有些狗拿耗子！再者，談用藥安全、衛生保健的書比起八卦爆料、風水理財類應該算是票房毒藥，若貿然出版，恐怕到頭來只是辛苦了資源回收商，恣意而為也未免顯得愚蠢！

感謝白象文化的「公益教育出書獎」給了我出書的機會與理由，讓拙作得以面世。

感謝百忙之中抽空幫我寫序的全聯會李蜀平理事長、藥師週刊趙正睿社長、臺中縣藥師公會蔡嘉珍理事長、台中市衛生局食品藥物科陳淑惠科長以及中國醫藥大學附設醫院藥劑部謝右文主任。

最後要深深感謝的是中國醫藥大學林香汶副教授、于怡文藥師及藥學系的學弟妹們，香汶副教授在忙碌的教學與研究工作之餘，仍然撥空為我一字一句的審稿，她嚴謹的態度充分體現了臨床藥學專家實事求是、講求實證的科學精神，也因為她的審閱，讓書中傳達的醫藥資訊得到修正與支持。

如果本書這樣的表達方式可以讓社會大眾接受，我希望這能成為一個藥師與民眾溝通的平台，未來由不同場域的藥師接續寫作，將他們在執業時所遭遇的問題及有必要讓民眾知道的觀念藉由這個平台發表，讓民眾在輕鬆恢諧的氣氛下得到正確的用藥常識。

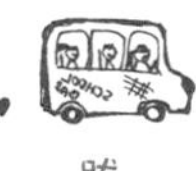

Healthy (9)

藥健康，真好丸

建議售價・200元

國家圖書館出版品預行編目資料

藥健康，眞好丸／劉宇琦著．一初版．一臺
中市：白象文化，民101.04
面： 公分.——（Healthy；9）
ISBN 978-986-5979-19-5（平裝）
1.藥學 2.保健常識 3.通俗作品
418 101003809

作　　者：劉宇琦
校　　對：劉宇琦、徐錦淳
專案主編：徐錦淳
編 輯 部：徐錦淳、黃麗穎、劉承薇、林榮威、吳適意
設 計 部：張禮南、何佳諠、賴澧淳
經 銷 部：焦正偉、莊博亞
業 務 部：張輝潭、黃姿虹、林孟侃
營運中心：李莉吟
發 行 人：張輝潭
出版發行・白象文化事業有限公司
402台中市南區美村路二段392號
出版、購書專線：（04）2265-2939
傳真：04-22651171
印　　刷・基盛印刷工場
版　　次・2012年（民101）四月初版一刷
2013年（民102）七月初版二刷

設計編印

白象文化｜印書小舖

網　　址：www.ElephantWhite.com.tw
電　　郵：press.store@msa.hinet.net